河南中医药大学第一附属医院
全国名老中医药专家传承工作室建设项目成果

当代名老中医临证精粹丛书·第一辑

总主编 朱明军

张怀亮

临证经验选粹

主编 张怀亮 杨克勤 徐进

U0130038

全国百佳图书出版单位
中国中医药出版社
·北京·

图书在版编目（CIP）数据

张怀亮临证经验选粹 / 张怀亮，杨克勤，徐进主编 . —北京：中国中医药出版社，2022.7

（当代名老中医临证精粹丛书 . 第一辑）

ISBN 978 – 7 – 5132 – 7566 – 8

Ⅰ.①张…　Ⅱ.①张…②杨…③徐…　Ⅲ.①中医临床—经验—中国—现代　Ⅳ.① R249.7

中国版本图书馆 CIP 数据核字（2022）第 066083 号

中国中医药出版社出版

北京经济技术开发区科创十三街 31 号院二区 8 号楼

邮政编码　100176

传真　010-64405721

三河市同力彩印有限公司印刷

各地新华书店经销

开本 880×1230　1/32　印张 9.25　彩插 0.25　字数 195 千字

2022 年 7 月第 1 版　2022 年 7 月第 1 次印刷

书号　ISBN 978 – 7 – 5132 – 7566 – 8

定价　49.00 元

网址　www.cptcm.com

服　务　热　线　010-64405510

购　书　热　线　010-89535836

维　权　打　假　010-64405753

微信服务号　zgzyycbs

微商城网址　https://kdt.im/LIdUGr

官　方　微　博　http://e.weibo.com/cptcm

天猫旗舰店网址　https://zgzyycbs.tmall.com

如有印装质量问题请与本社出版部联系（010-64405510）

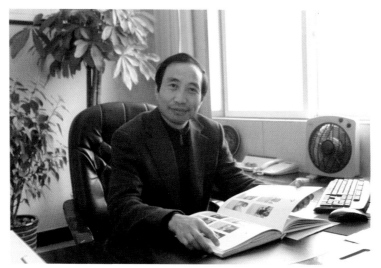

张怀亮教授

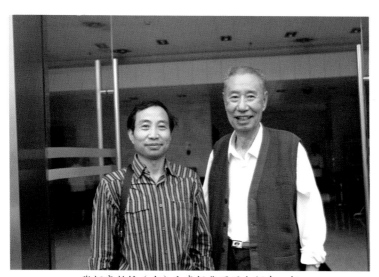

张怀亮教授（左）和李振华国医大师在一起

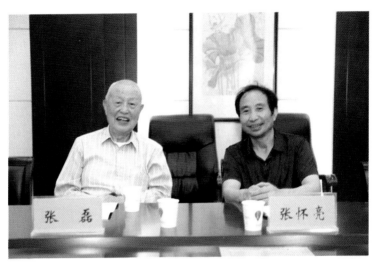

张怀亮教授和国医大师张磊教授在一起

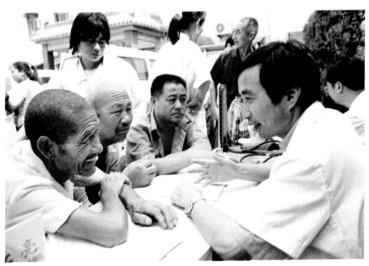

张怀亮教授在下乡义诊

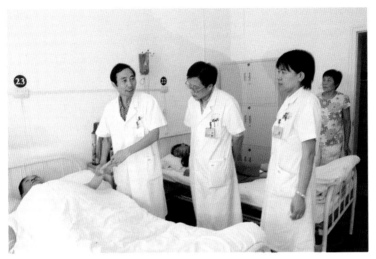

张怀亮教授（左一）在查房

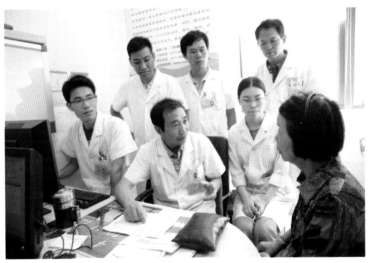

张怀亮教授（前排中）在门诊

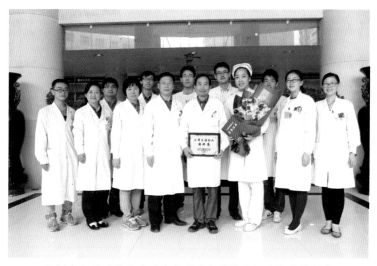

张怀亮教授（前排左五）获得"全国医德标兵"荣誉称号

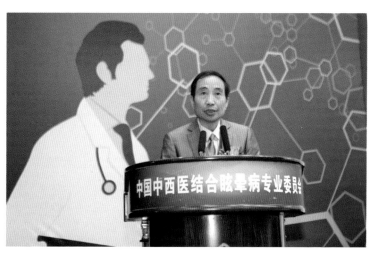

2016年5月张怀亮任主任委员在中国中西医结合学会眩晕病专业委员会成立大会上发言

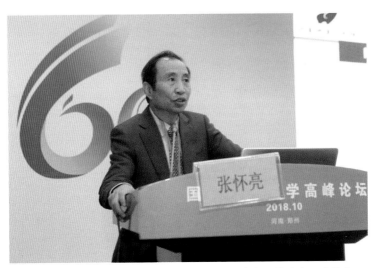

2018 年 10 月张怀亮教授在中国中西医结合学会眩晕病专业委员会
第三次学术会议暨国际眩晕医学论坛上授课

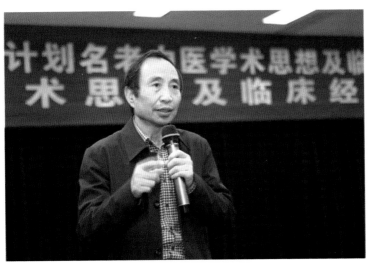

2019 年 11 月在张怀亮名老中医学术思想及经验传承班上授课

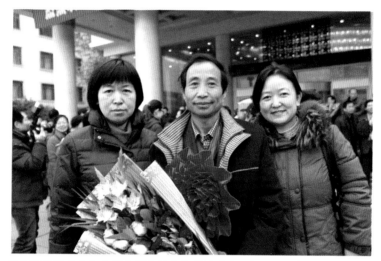

张怀亮教授（中）和师承博士杨克勤教授（左一）、师承弟子周媛（右一）

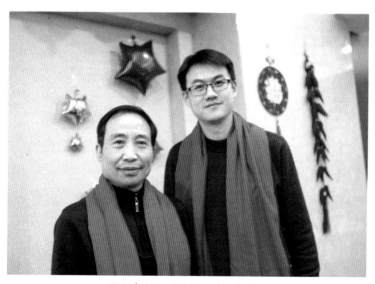

张怀亮教授（左）和弟子徐进

《当代名老中医临证精粹丛书·第一辑》
编委会

本书编委会

主　编　张怀亮　杨克勤　徐　进

副主编　刘群霞　范晓飞　王永涛

　　　　刘贯华　刘　磊　张伟立

编　委（按姓氏笔画排序）

　　　　王双双　王东阳　王松鹏　石华英

　　　　刘飞祥　李　丹　李　磊　李伟霞

　　　　杨艳伟　张　博　张文龙　张振强

　　　　张朝霞　周　媛　姜　枫　秦文鹏

　　　　崔书克　雷利亚　滕迎春

总序 1

中医药学博大精深，具有独特的理论体系和疗效优势，是中国传统文化的瑰宝，也是打开中华文明宝库的钥匙，为中华民族的繁衍昌盛做出了不可磨灭的巨大贡献。当下，中医药发展正值天时地利人和的大好时机，"传承精华，守正创新"是中医药自身发展的要求，也是时代主题。党和国家高度重视中医药事业的发展，陆续出台了一系列扶持中医药传承工作的政策，以推动名老中医经验传承工作的开展。

河南地处中原，天地之中，人杰地灵。中原大地曾经孕育了医圣张仲景，时代变迁，医学进步。河南中医药大学第一附属医院经过近70年的发展，涌现出了一大批中医药大家、名家，这些名老中医几十年勤于临床，他们奉献了毕生心血，专心临床，服务人民。为更好地传承学习这些名家的学术思想，医院组织撰写了《当代名老中医临证精粹丛书》。该丛书汇集了河南中医药大学第一附属医院名老中医毕生宝贵经验，从临证心得、遣方用药、特色疗法等不同方面反映了老中医们的学术思想。他们之中很多人早已享誉医坛、造福一方，在省内乃至全国均有较大的影响。如国医大师李振华，全国名中医崔公让、丁樱，全国中医药高校教学名师赵文霞等，这些中医专家在内、外、妇、儿等疾病治疗和学术研究等方面均有很高建树。

该丛书内容丰富、实用，能为后来医者开阔思路、指明方向，为患者带来福音，对中医药事业的发展可谓是一件幸事。相信这套丛书的出版，一定会受到医者的青睐，各位名老中医的学术思想和临证经验一定会得到更好的继承和发扬。

　　整理名老中医的学术思想和临床经验并付梓出版，是中医药传承创新的最好体现，也是名老中医应有之责任和自我担当。值此盛世，党和国家大力支持，杏林中人奋发向上，定能使中医药事业推陈致新，繁荣昌盛，造福广大人民健康，是以为序。

中央文史研究馆馆员

中国工程院院士

中国中医科学院名誉院长

王永炎

2021 年 9 月

总序 2

　　名老中医是中医队伍中学术造诣深厚、临床技艺高超的群体，是将中医理论、前人经验与当今临床实践相结合的典范。对于名老中医学术思想和临证经验的传承和发扬，不仅是培养造就新一代名医，提高临床诊治水平的内在需求，也是传承创新发展中医药学术思想工作的重要内容，更是推动中医药历久弥新、学术常青的内在动力。我在天津中医药大学和中国中医科学院任职期间都将此事作为中医药学科建设和学术发展的重要内容进行重点规划和落实，出版了系列的专著，留下了几代名老中医殊为宝贵的临床经验和学术思想，以此告慰前辈而无愧。

　　河南地处中原，是华夏文明的发祥地，也是中医药文化发生、发展的渊薮。历史上河南名医辈出，为中医学的发展做出了重要贡献。南阳名医张仲景的《伤寒杂病论》及其所载经方，更是被历代医家奉为经典，历代研习者不计其数，正所谓"法崇仲景思常沛，医学长沙自有真"。此后，攻下宗师张从正、医学泰斗滑寿、食疗专家孟诜、伤寒学家郭雍、温病学家杨栗山、本草学家吴其濬等名医名家，皆出自于河南。据考，载于史册的河南名医有一千多人，流传后世的医学著作六百余部，这是河南中医的宝贵财富。

　　河南中医药大学第一附属医院始建于 1953 年，建院至今先后涌现出李振华、袁子震、吕承全、李秀林、李普、郑颉云、黄明志、张磊等一批全国知名的中医大家。医院历届领导均十分重视名老中医药专家的学术经验传承工作，一直投入足够的财力和人力在名老中医工作室的建设方面，为名老中医药专家学术继承工作铺路、搭桥，为名老中医培养继承人团队。医院近些年来乘势而上，奋发有为，软硬件大为改观，服务能力、科研水平及人才培养都取得令人瞩目的成绩。特别是坚持中医药特色和优势，在坚持传承精华，守正创新方面更是形成了自己的特色。集全院力量，下足大功力，所编著的《当代名老中医临证精粹丛书》的出版就是很好的例证。

　　该丛书内容翔实、治学严谨，分别从医家小传、学术精华、临证精粹、弟子心悟等四个章节，全面反映了诸位名老中医精湛的医术和深厚的学术洞见，结集出版，将极大有益于启迪后学同道，故乐为之序。

中国工程院院士

天津中医药大学名誉校长

中国中医科学院名誉院长

2021 年 9 月于天津团泊湖畔

总序 3

欣闻河南中医药大学第一附属医院与中国中医药出版社联合组织策划编写的《当代名老中医临证精粹丛书》即将出版，内心十分高兴。入选此套丛书的专家均为全国老中医药专家学术经验继承工作指导老师，仔细算来这应该是国内为数不多的以医院出面组织编写的全国名老中医临证经验丛书，可见河南中医药大学第一附属医院对名老中医专家经验传承工作的高度重视。

河南是中华民族灿烂文化的重要发祥地，也是中医药文化的发源地、医圣张仲景的诞生地。自古以来就孕育培养了诸多中医名家，如张仲景、王怀隐、张子和等；也有很多经典中医名著流芳千古，如《黄帝内经》《伤寒杂病论》《太平圣惠方》《儒门事亲》等；中华人民共和国成立后，国家中医药管理局开展全国名老中医药专家学术经验继承指导工作及全国名老中医药专家工作室建设，更是培养出一大批优秀中医临床人才和深受百姓爱戴的知名医家。实践证明，全国老中医药专家学术经验继承工作是继承发扬中医药学、培养造就高层次中医临床人才和中药技术人才的重要途径，是实施中医药继续教育的重要形式。这项工作的开展，加速了中医药人才的培养，推进了中医药学术的研究、继承与发展。

作为河南中医药事业发展的排头兵，河南中医药大学第一附属医院会集了众多知名医家。这套丛书收录了河南中医药大学第一附属医院名老中医的特色临证经验（其中除国医大师李振华教授、全国名老中医冯宪章教授仙逝外，其余均健在）。该丛书的前期组织策划和编写工作历时近两年，期间多次修订编纂，力求精心打造出一套内容翔实、辨证精准、笔触细腻的中医临床经验总结书籍。相信通过这套丛书的出版一定能给广大中医工作者和中医爱好者带来巨大收益，同时也必将推进我省中医药学术的研究、继承与发展。有感于此，欣然为序。

最后奉诗一首：

中医一院不寻常，
诸位名师泛宝光。
继往开来成大统，
章章卷卷术精良。

国医大师 张磊

2021 年 10 月

丛书编写说明

河南中医药大学第一附属医院经过近 70 年栉风沐雨的发展，各方面建设都取得了长足的发展，特别是在国家中医药管理局开展全国名老中医药专家学术经验继承指导工作及全国名老中医药专家工作室建设工作以来，更是培养了一大批优秀的中医临床人才和深受百姓爱戴的知名专家。为了更好地总结、凝练、传承这些大家、名医的学术思想，展现近 20 年来我院在名老中医药传承工作中取得的成果，医院联合中国中医药出版社策划编撰了本套丛书。

该丛书囊括我院内、外、妇、儿等专业中医名家的临证经验，每位专家经验独立成册。每册按照医家小传、学术精华、临证精粹、弟子心悟四个章节进行编写。其中"医家小传"涵盖了医家简介、成才之路；"学术精华"介绍名老中医药专家对中医的认识、各自的学术观点及自身的独特临证思想；"临证精粹"写出了名老中医药专家通过多年临床实践积累的丰富而宝贵的经验，如专病的临床诊疗特点、诊疗原则、用药特点、经验用方等；"弟子心悟"则从老中医们传承者的视角解读对名老中医专家中医临证经验、中医思维及临床诊疗用药的感悟，同时还有传承者自己的创新和发挥，充分体现了中医药传承创新发展的基本脉络。

本套丛书着重突出以下特点：①注重原汁原味的传承：

我们尽可能地收集能反映名老中医药专家成长、成才的真实一手材料，深刻体悟他们成长经历中蕴含的学习中医的心得，学术理论和临床实践特色形成的背景。②立体化、全方位展现名老中医学术思想：丛书从名老中医、继承者等不同角度展现名老中医专家最擅长疾病的诊疗，结合典型医案，系统、全面地展现名老中医药专家的学术思想和临证特色。

希望本套丛书的出版能够更好地传播我院全国名老中医专家毕生经验，全面展现他们的学术思想内涵，深入挖掘中医药宝库中的精华，为立志传承岐黄薪火的新一代医者提供宝贵的学习经验。为此，丛书编委会的各位专家本着严谨求实、保质保量的原则，集思广益，共同完成了本套丛书的编写，在此谨向各位名老中医专家及编者表示崇高的敬意和真诚的谢意！

丛书在编写的过程中，得到了王永炎院士、张伯礼院士、国医大师张磊教授等老前辈的指导和帮助，在此表示衷心的感谢和诚挚的敬意！

河南中医药大学第一附属医院

2021 年 8 月 30 日

本书前言

张怀亮出生于五代中医世家，1983年毕业于河南中医学院（现河南中医药大学），先后拜师于全国著名中风病专家李秀林教授、国医大师张磊教授、全国名中医白长川教授，汲取各家之长，勤于临证，积极探索，以中医经典理论为基础，积极吸取西医学研究成果，在理论创新、临床辨证、人才培养及医学普及方面做出了卓越贡献。鉴于此，作者总结了张怀亮的学术思想和临床经验，并选取一部分临床典型医案，编成此书。

本书分为四个部分，"医家小传"篇叙述了张怀亮医学成才之路；"学术精华"篇详细论述了张怀亮关于新型三焦理论体系及君相火理论的应用；"临证精粹"篇翔实客观地记载了张怀亮临床诊治失眠、抑郁症、中风、眩晕、头痛五种临床常见病及三焦辨治的医案，并附以按语，努力将张怀亮的辨证思路和用药规律展现在读者面前；"弟子心悟"篇是张怀亮弟子在长期伺诊期间总结老师诊治内科杂病的学术经验。

本书编写突出临床实践，读者对象包括各级医疗机构中从事中医内科的一线医务人员和广大医学院校的本科生、研究生等。

由于学识所限，书中不足之处，敬请读者和同人提出宝贵意见，以便再版时修订提高。

编者

2021 年 12 月于郑州

目 录

第三章　临证精粹

第四章　弟子心悟

第一章

医家小传

张怀亮，男，汉族，1957 年 1 月出生，河南省许昌县人。二级教授，主任医师，博士研究生导师。现任河南中医药大学第一附属医院脑病医院副院长、脑病四区主任，河南中医药大学眩晕病研究所所长，河南省眩晕病诊疗中心主任；享受国务院政府特殊津贴专家，第五批全国老中医药专家学术经验继承工作指导老师，首批全国优秀中医临床人才，河南省名中医，河南省卫生健康委员会保健局特聘干部保健专家。主要学术兼职包括中国中西医结合学会眩晕病专业委员会主任委员，世界中医药学会联合会中医临床思维专业委员会常务理事，中国中医药研究促进会脑病分会副会长，中华中医药学会脑病分会常务委员，河南省中西医结合学会眩晕病专业委员会主任委员，仲景书院首届"国医导师"，台湾中医临床医学会永久性学术顾问；任多家国家级医学期刊编委。马来西亚管理与科技大学客座教授。

一、幼承庭训，启蒙医学

张怀亮出生在一个五代世医的家庭，从小听祖父讲述祖辈行医的故事，目睹祖父为乡亲省病问疾时的一丝不苟，潜移默化地使他对医学产生了兴趣。张怀亮家族中最早行医的高祖本欲走科举之路而未达，转而发奋学医，遂驱车数百里至开封购了大量医学书籍，闭居于阁楼之上苦读三年，又受当时许昌城东赵湾村一位返乡御医的点拨和启发，勤于实践，医名渐隆。张怀亮曾祖是许昌名医，在患者当中极受推崇，临床审证用药精当，其中不乏应用干姜治咯血、砒霜治重症哮喘获效的典型病例。家族中浓厚的习医氛围，使张怀亮逐渐对医学产生了极大兴趣，祖父顺势开始引导其背诵《伤寒论》《医学三字经》《药性赋》《汤头歌诀》《医宗金鉴·杂病心法要诀》等书籍，随后学习《张氏医通》《寿世保元》，并为其讲解中医学理论在实践中的具体应用，这为张怀亮以后的医学生涯打下了坚实的基础。

二、院校教育，夯实基础

"文革"之后，国家恢复了高考制度，由于世代业医，秉承家学，张怀亮于1978年顺利考入了河南中医学院中医系本科，接受正规系统的医学高等教育。进入校园后，同学们特别珍惜这来之不易的学习机会，充满了对新知识的渴求，因此学校的学术氛围浓厚，学风优良，校园里每天都回荡着朗朗的读书声。张怀亮每周除外出购买一次日常用品外，其余时间都在校园度过，宿舍、食堂、教室三点一线，如饥似渴地阅读各种医学书籍，即使周末也不休息。由于劳心太过，张怀亮大二时患上了失眠，即便躺在床上闭目养神的时候，《黄帝内经》的各种条文仍在他脑海里不停地闪现，老师在课堂上的授课声在耳边回响，于是他决定改变生活习惯，通过气功、太极拳等体育锻炼改善睡眠质量。当时学校条件简陋，小教室仅有两个小煤炉，大教室没有任何取暖设施，冬天比较冷，张怀亮为了保持头脑清醒，常在大教室看书以提高学习效率。为了改善睡眠，在读书闲暇之余他通过看小说来放松精神，睡眠得到改善后小说便被束之高阁，大学五年仅看过一部完整的小说，原本想在退休后再弥补这个缺憾，可时至今日也没时间看第二部。张怀亮在校期间的努力为以后的临床实践奠定了扎实的基础。一分耕耘，一分收获，在1983年中南五省中医院校的毕业统考中，他以优异的成绩毕业并留校工作。

三、步入临床，知行合一

毕业留校后，张怀亮本可以从事教育工作，做一名大学教师相对轻松愉快，征询家人意见时祖父说："你既然选择学医，就不能离开患者，不能脱离临床工作，应该去医院上班，向医院中的同道和患者学习，真正做一名让患者信得过的医生。"祖父的这番话一直被张怀亮奉为人生的圭臬，指引其一路前行。

张怀亮从河南中医学院调到附属医院（现河南中医药大学第一附属医院）上班后，从事内科临床工作。20世纪80年代是中医处于青黄不接的时期，乏人乏术尤为明显，医院为老中医配备助手并跟师学习，以继承老一代中医专家的学术思想和临床经验。张怀亮被医院党委指定为全国著名脑病专家李秀林教授的学术继承人，李老临床经验丰富，患者来自全国各地，即使在周末到他家里找其诊病者也很多，李老都耐心诊治，他高尚的医德和敬业的工作作风深深地触动了张怀亮，以至于上班至今他从未休过公休假，每天面对的都是不同的患者。

进入临床初期，张怀亮既要跟师坐门诊，又要管理住院患者，白天没有时间，他就晚上下班以后读书，每晚将白天所遇病例仔细剖析，查阅文献，既从中医学角度掌握该病的病因病机、主治方药，又学习西医学知识，从解剖、生理、病理、诊断、治疗各个方面入手认识疾病。经过一段时间理论结合实践的学习，张怀亮的临床水平得到了较大提高，治愈了不少棘手的患者，其中有两个病例令张怀亮至今难忘。一位是唐河县大河铜矿的患者，患脊髓病变，双下肢无力伴大小便失禁，四处求医未见好转，慕名至张怀亮处求治。此患者平素嗜酒，每天饮一斤左右白酒，面色黧黑，形体瘦弱，张怀亮当时辨证为气阴两虚、痰瘀阻络，给予十味温胆汤加味治疗，患者服用 6 剂后便能独立行走，大小便失禁也得到了控制。另一位男性患者，为平顶山矿务局的工人，年过四旬，体形壮硕，但全身乏力，行走数百米即需休息，西医未明确诊断，就诊时携带了许多检查报告，张怀亮非常认真地阅读并进行详细问诊后，初步分析这个患者可能是心理问题，并非器质性病变，他运用中药加心理暗示治疗，一周后患者症状大有好转。短时间内治好了两个疑难病患者，张怀亮的医术得到了他所负责的数十个患者的认可，这源于他对疾病的透彻认识，也使其感受到了中医学的魅力，更加坚定了他从事中医临床工作的信心。

四、跟师定科，大胆实践

进入医院后，张怀亮被指定为著名中医脑病专家李秀林教授的学术继承人，因此他把中医脑病作为主攻方向。李老擅长治疗中风、头晕、头痛，善用滋阴药，经过数年的跟师学习，张怀亮发现李老与先贤医家的治疗思路明显不同，他把老师治疗中风的经验总结为滋阴潜阳、平肝息风、化痰开窍、活血通络四法。滋阴潜阳法常用熟地黄、枸杞子、白芍、麦冬、女贞子、墨旱莲、制首乌、石斛、龟甲、鳖甲、生龙骨、生牡蛎；平肝息风法常用石决明、珍珠母、代赭石、玳瑁；化痰开窍法常用胆南星、石菖蒲、郁金、远志、麝香、牛黄；活血通络法常用当归、赤芍、川芎、丹参、乳香、没药、血竭、苏木、伸筋草、鸡血藤、络石藤、地龙、金银花藤、豨莶草。李秀林教授善用全蝎、蜈蚣、金钱花白蛇、乌梢蛇、僵蚕等虫类药，鸡血藤、海风藤、络石藤、忍冬藤等藤类药，对一些顽症确有良效。张怀亮不断地对李老的诊病经验、用药技巧进行观察思考，逐渐总结出一套体系，单独应诊时灵活运用，取得了较好的疗效，这让他在患者中也有了一些名气。

数十年来，张怀亮先做学生，后做老师。早年他跟师坐诊，抄方与书写病历交替进行，从中获益良多。在跟师过程中，他用心体会老师诊治疾病及遣方用药的思路，若遇临床难题，翻阅书籍、查找资料、不断思悟，找出症结所在。他在指导跟诊的研究生及进修医生时，经常谈到这样一种现象：一部分临床实习或进修医师喜欢跟师抄方，不喜欢书写病历，好像离老师越近能学到的东西越多。张怀亮直言这种跟师方式是不全面的，老师诊疗疾病的过程，抄方者都能耳濡目染，师之言行皆为示范，而书写病历者远离老师，师之问病省疾大多不知，此为弊端。但是对于复诊患者，老师诊病、辨证、选方、用药、疗效等情况书写病历者一目了然，日积月累，获益良多。

李秀林教授在临床中善于稳中求胜，不喜虎狼之药，如在治疗中风肢体瘫痪患者时，他认为不宜用人参、黄芪、桂枝、附子等药物，否则能引起或加重后遗症，张怀亮分析其中的原因是肝主筋，肾主骨，"能屈而不能伸，其病在筋，能伸而不能屈，其病在骨"，肢体关节的活动需要筋的维持，而肝又主筋，肢体僵硬拘挛属于风象，故治疗宜用阴柔药，慎用刚燥药。十多年来张怀亮一直遵循"肢体硬瘫不能用温补药"这一理论，直至到某院进行疑难病例会诊后这种观念始有改变。一老年男性患者，中风偏瘫三月余，肢体僵硬，汗出较多，面白神倦，张怀亮辨证为阳虚漏汗，方选桂枝加附子汤加黄芪、浮小麦、煅龙骨，数剂汗止，精神振奋，僵硬的偏瘫侧肢体亦趋柔和，始悟"阳气者，精则养神，柔则养筋"对临床的重要意义。对于肢体瘫软、肌张力不高者，张怀亮常在辨证的基础上选用人参、黄芪、桂枝、附子、制马钱子等，剂量由小到大渐增；对于言謇语涩、痰浊闭阻者选用涤痰汤、三生饮或青州白丸子，严重者如中脏腑之闭证可用麝香、牛黄醒神开窍；对于中风初期便秘者，选用小承气汤、调胃承气汤、大柴胡汤、三化汤等；对于假性球麻痹，选用大半夏汤或三生饮。对于中风偏瘫、格林－巴利综合征、重症肌无力等肢体瘫软类疾病，张怀亮在使用党参时用量从15g到150g，黄芪的用量从60g到320g，以观察药物剂量大小和疗效之间的关系。经过大量的临床实践，张怀亮认为中医并非以奇取效，而是依靠精确的辨证、恰当的施治、合理的用药。

对于脑出血的患者，西医教科书及脑血管病专著明确提出禁止使用扩张血管的药物，而活血化瘀的中药大多具有扩张血管、改善脑血液循环的作用，对凝血机制有一定的影响，因此急性期不能使用活血化瘀的药物是脑病科大夫的共识。而张怀亮认为，任何真理都是相对的，只有不断地尝试摸索，才能有所突破。他曾于1985年收治一位患者，晨起右侧肢体完全瘫痪，血压为150/100mmHg，神志清楚，语言流利，无头痛、呕吐，当时诊断为脑梗死（运动性中风），给予活血化瘀的中药和改善脑血液循环的西药治疗，1周后患者右侧肢体功能明显恢复，搀扶下可以行走，上肢抬举平肩，此时头颅CT报告为脑出血。在庆幸患者病情未加重的同时，张怀亮也在思考这一不可思议的现象，脑出血的患者用改善脑血液循环和活血化瘀的药物取得了意想不到的效果。于是他开始翻阅文献，试着从中医古籍中找答案，唐容川《血证论》中"离经之血便是瘀"的论述似乎就是获效的最佳理论依据。为安全起见，张怀亮开始选择出血量小、病程在2周以上的大脑半球出血患者，观察当归、三七、赤芍、丹参、川芎、红花、水蛭等药物使用后的反应，逐步从小剂量渐增至正常用量，如水蛭用量15～30g，与当时只用西医治疗的脑出血患者相比，配合使用中药者的疗效明显增加；继之观察复方丹参针、川芎嗪、维脑路通等静脉用药，从小剂量到正常用量，结果显示这些药物比口服中药取效快；观察用药干预时间，从脑出血两周再到10天、7天、3天，张怀亮最终形成了自己的脑出血诊疗思路，即20mL以内、病程3天以上的大脑半球出血，均可使用活血化瘀药物治疗，脑干、小脑出血除外。

另外，要注意临床实践与医疗法规的辩证关系，学会用法律保护自己，恰当地与病患家属沟通，取得他们的理解，客观分析、灵活运用活血化瘀药物，才是保护自己的良策。

五、规划人生，不忘初心

经过数年的临床实践，加上自己热爱工作、尊重老师、努力学习、刻苦钻研，张怀亮赢得了患者和本院职工的信任，这更加坚定了他从事中医事业的决心。如果说参加高考是张怀亮人生的第一次规划，那矢志不移地将中医临床之路走下去就是他对自己人生的第二次规划。

明确了人生方向，就要心无旁骛、勇往直前，张怀亮制定了自己的行动纲要：第一，有信心、有毅力地坚守中医之路；第二，要脚踏实地，潜心临床，不好高骛远；第三，要耐得住清贫和寂寞；第四，要虚心学习，三人行必有吾师。20 世纪 80 年代我国处于社会改革的洪流之中，各种思潮奔涌浮现，各种诱惑层出不穷，"下海潮""出国潮"方兴未艾，而张怀亮确定了人生目标后，反而一身轻松，平心静气地潜心临床、专研学术，始终未受其他因素的影响。

在张怀亮毕业后的 8 年中，由于工作出色，医院领导先后两次拟提拔他为科主任及医务科长，但他均以资历尚浅、难担重任为由婉言谢绝了，实际是因为他当时正专注于全面提升临床和学术水平，没有足够的精力担任行政职务。直至1992 年全国示范中医院评比的时候，时任针灸科主任即将退休，医院党委直接任命张怀亮为针灸科主任，以期推动针灸科的发展。在针灸科任职期间，张怀亮也从未中断内科专业的学习。后来又遇到了两次难得的机会，他都果断放弃了。在针灸科发展壮大之后，张怀亮便执意辞去了科主任的职务，继续从事自己喜爱的脑病专业。

张怀亮曾言，放弃多次晋升的机遇，并非因自己清高，而是不忍心放弃从事的专业和自己的理想——做一位良医，做一位患者信得过的医生。但是做一位良医，在追梦的道路上很辛苦，需要几十年不断地积累和付出，但这样的人生是痛苦并快乐的。每当下班后张怀亮走出诊室时，外面早已灯火通明，门诊大厅也已空空荡荡，只剩他一人。日复一日他都是这样度过的，正如他常说的"医者的一生都是和良心结伴，与辛苦同行"。

六、坚守本源，衷中参西

中医学有数千年的发展历史，近二百年西医学在科学技术的支持下发展迅速，但中西医学各有优势和不足，如何能兼收并蓄、扬长避短是现代中医人必须面对的课题。中医学多以症状为名，单从病名不能判断疾病的性质和预后，如咳嗽一症，急慢性支气管炎、支气管扩张、肺结核、肺癌均会引起咳嗽，但治疗的难易程度截然不同。脑出血、心源性晕厥与血管迷走性晕厥虽然都会出现意识丧失，但病情轻重、预后情况有天壤之别，因此不懂西医学在临床上会有很大的局限性。

早在 1996 年，张怀亮被评为河南省首批中医药人才培育对象时，按要求需外出进修，他毫不犹豫地选择赴北京大学第三医院神经内科学习西医，兼修心理学，这段经历让他受益匪浅。张怀亮早年从事中医脑病，经常参加神经内科、心内科、心理科学习班或学术会议，后从事眩晕的临床研究，又多次参加耳鼻喉科、骨科的学习班或学术会议，对眩晕相关专业的疾病有了更深刻的认识，避免了漏诊或误诊。

通过对中西医学的学习和临床实践，张怀亮对中医临床有了更深刻的认识，他多次告诫他的研究生，对于医学要兼收并蓄，毕业后无论在哪一级医院工作，在本专科内要力争中医精通，西医优良，并掌握社会心理学知识，这样才能成为一名合格的医生。

张怀亮力争使每一位患者都得到明确的西医诊断，当自己无法做出正确合理的诊断时，便将患者介绍到省内知名西医专家处就诊，多数患者感念张怀亮的负责态度，又会返回找他进行中医治疗，在这个过程中也让他学到了疾病的西医诊断和治疗，几十年来通过一点一滴的积累提高了自己。

总之，张怀亮几十年来所遵循的原则是辨病与辨证相结合，对于一时无法弄清西医诊断者，要反复询问病史，详细了解主症的发病特点、持续时间、加重缓解的因素、伴随症状、用药过程等，逐步明确诊断。张怀亮常说："时代在发展，科技在进步，中医也要充分利用现代化检测手段，比如心电图是切诊的延伸，CT、MRI、彩超、内镜是望诊的延伸……切记必须把现代科技和中医学的辨证思维有机结合起来。"

七、经方时方，不可偏废

张怀亮曾言，中医诊治疾病的方法有四：一为辨证施治，二为遵守方证，三为经验用方，四为经验用药。一部分人选择后两种，但未切中中医临床之根本，不效者多。遵守方证为中医临床之捷径，辨证施治最难。而辨证方法甚多，需要做到成竹于胸，在临床上才能得心应手，无论何种疾病，执简驭繁，抽丝剥茧，直击病所，观大家医案，莫非如此。

张怀亮早年反复诵读《伤寒论》《金匮要略》，从中获益匪浅，关键在于掌握经方的适应证及症状特点，才能明确地运用于临床。他临证初期善用经方，方小量少，偏爱单兵直入，疗效尚能满意，但病情变化多样，他常常根据病情，有是证即用是方是药，在经方基础上增减药物，并未守方守量，亦取得不错的疗效。张怀亮曾治一80多岁老妪，恶寒1月余，虽在初秋亦需盖三床棉被，且须开空调助温，他选麻黄附子甘草汤治疗，两剂而获效。郑州某儿童医院邀他会诊一脑炎患儿，表现为高热、昏迷、抽搐13天，张怀亮查患儿虽高热神昏，但面部暗淡、脉弦紧而数，虽颈项强直、四肢抽搐，但口角不时流涎，遂辨证为外寒内饮，方选葛根汤合小青龙汤，3剂后患儿神志清、抽搐止，家属守方自取3剂，患儿热退身凉，搀扶下已能行走，又因精神稍差，改用涤痰汤，之后继续用归脾汤加减善后。

近年来"经方热"影响甚大，言必谈经方为时尚，用必选经方为正宗，不谈经方有落伍之嫌。张仲景开创辨证论治之先河，后历代医家对中医理论各有发挥，创制了许多验之颇效的时方，在中医药发展长河中，宛如一颗颗璀璨的明珠。纵观历代大家，既崇尚经方，又善用时方，二者互补，各有千秋。张怀亮临证之时，不落俗套，有经方证候者首选经方，需用时方者，辨证而择用之。临证以务实为宗旨，既有成熟之时方，也有自拟之经验方，自拟方如三调汤治失眠，调心、调肝、调脾；四调汤治失眠，心肝脾肾并治，临床颇多效验。

八、博学勤练，提高思辨

中医学的辨证方法很多，诸如六经辨证、卫气营血辨证、八纲辨证、脏腑辨证、气血津液辨证、三焦辨证、经络辨证、时间医学辨证等。数十年来，张怀亮对这些辨证方法均做过深入细致的研究，尤其对于在内伤疾病中的应用。在内伤疾病中，疑难杂症是对医者辨证方法运用是否熟练的考验。有些患者病证单一，让医者缺少辨证的着眼点；有些患者病证繁多，病因病机复杂，让医者无从下手。因此要多读书、勤临证，从实践中不断提高思辨能力。比如病证单一者，医者要独具慧眼，寻找辨证的依据。

多年前张怀亮曾治一脑外伤患者，该患者昏迷多年，当体温过低时就会出现四肢冰凉、肢体抽搐，属颅脑外伤后低体温综合征。心为火脏，发挥温煦作用，体温低为心阳不振的表现，肢体抽搐类比烦躁，辨证为心阳虚烦躁，方选桂枝甘草龙骨牡蛎汤，数剂而体温升、抽搐止，以后每年至冬季复发，服药数十剂而愈。另一老年男性患者，曾患足跟痛，来张怀亮处治疗而缓解，今再次出现活动后足跟痛而求治。肝主筋，肾主骨，该患者病在肝肾，活动后加重而为虚，辨证为肝肾亏虚，气血不足，方选杞菊地黄丸合当归补血汤加减，3剂而愈。

如果患者病因病机复杂，就要执简驭繁，透过现象抓本质。多年前张怀亮曾会诊一克罗恩病的老年女性患者，表现为持续性腹部胀痛，脐周为甚，嗳气恶心，入住某院消化科，因肠梗阻二十多天不能进食，病情胶着难愈，请内外科会诊。肠镜所见：降结肠、部分乙状结肠肠皱襞消失，管腔狭窄，黏膜水肿、充血、糜烂、溃疡、坏死、色苍白晦暗。CT示少量腹腔积液，腹腔部分肠管壁肿胀。张怀亮依据肠镜和CT结果进行辨证，乙状结肠狭窄属寒，寒主收引，肠黏膜皱襞消失为湿，湿盛则肿，充血色红为热，色苍白晦暗属虚寒。据此辨证为虚实寒热并见，治以温清补消并举，一月余即康复。

张怀亮常说，医者要学好哲学，方能思路严谨，逻辑清晰。初学中医基础理论时，并不知晓其中道理，由表及里、由浅入深、去粗取精、去伪存真，读之朗朗上口，只是简单地记了下来。经过多年的临床实践，方知魅力所在，认识疾病就是由表及里、由浅入深，辨证的过程就是去粗取精、去伪存真的过程，这是提高疗效的必由之路。

九、秉承家学，广拜名师

中医学虽以院校教育为主，但师承教育不可偏废。当张怀亮步入大学校门后，祖父鼓励其多读书、勤思考，为以后的临床打下坚实的基础。祖父喜欢读《伤寒论》《金匮要略》《景岳全书》《寿世保元》《医宗金鉴》《临证指南医案》，尤其对《脾胃论》爱不释手，常对张怀亮强调脾胃为"后天之本"对人体的重要性，须重视脏腑的生理功能，以及脏腑间的相互影响。首先，对于脾胃而言，应牢记升、降、纳、运的功能，寒、热、虚、实的变化。其次要顾及肝肾，肝逆如肝气犯胃，木郁克土，肾逆如火不暖土，相火燔灼脾土。除此之外，张怀亮祖父擅长妇科，偏爱《傅青主女科》，认为治妇科务必重视肝脾肾，调整女子气血，厘清虚实寒热。张怀亮一直牢记祖父的教导，不断加强对中医理论的领悟，修正中医临证思维。

十多年前，某大学附属医院的女医生患不孕症，求治于张怀亮。患者身体无明显不适，舌淡红，苔薄白，脉弦细。平素工作压力大，情绪不畅，结合女子以肝肾为本，治当以疏肝解郁、调理气血为要，生殖又与肾中天癸有关，故方选逍遥散加补肾益气之药，治疗月余，复诊时脉显滑象，查HCG后确认怀孕，继用该方加减调理10个月后顺利分娩。

在张怀亮的从业生涯中，曾正式跟随四位老师学习，有两位虽未正式拜师，但经常交流心得体会，受益良多。张怀亮在辞去针灸科主任后，并不甘心只做专科医生，非常渴望成为一名擅长传统中医的内科大夫，因此决定要拜师学习。国医大师张磊教授德高望重，理论知识渊博，临床经验丰富，擅治内科疑难杂症。张老通过以常治杂、以奇治杂、以简治杂、以守治杂和以变治杂的独特临床思维方法诊治疑难杂症，常能取得显著疗效。张怀亮通过跟随张老学习，深刻领悟到他的辨证思路和技巧，拓宽了自己的视野，为以后从多病因、多病机、多病位入手，复方联合治疗疑难杂症奠定了基础。内科杂证无非寒、热、虚、实，以常治杂者，治疗上取寒者热之、热者寒之、虚则补之、实则泻之等大法；以奇治杂者，临证则寒热并投、升降并施、补泻同用；以简治杂者，则是执简驭繁，澄源以清流，主症解决了，次症常可迎刃而解。对于慢性疾病病情稳定者，在诊治无误的情况下，要做到有方有守，量未到则质不变，更方过早过快，医者容易迷失方向。所谓守，是守其法守其方，但绝不是守其药守其量，一成不变；在以变治杂方面，要具备中医思维，当守则守，当变则变，依据证候，圆机活法，不可偏执一端。

张怀亮作为首批全国优秀中医临床人才培养对象，曾在大连跟随全国名中医白长川教授坐诊。白长川教授对六经辨证和三焦辨证有深入研究，在诊治外感病方面有丰富的经验和心得体会，并提出"引经方"的概念。张怀亮在跟随白长川教授学习过程中，不断参悟其辨证用药之玄机，深得其学。在认识少阳病方面，张怀亮深刻领悟白长川教授的学术思想，为其以后善于从少阳入手诊治疾病奠定了理论基础。白长川教授曾提出"少阳水气病经气一体，寒温同治"的思想，指出了手足少阳病的联系与区别，在这种思路的启发下，张怀亮深研医理并反复临床，不仅使《伤寒论》中少阳病的内涵及适应范围得到拓展，而且使手少阳三焦与足少阳胆经的辨证更加细致入微。在外感疾病方面，张教授认识到，伤寒与温病均可由少阳传入三阴，也可由少阳传出三阳。因此，少阳是出表入里的通路，寒化与热化从邪气的性质及患者的体质而定，但不论寒热，均造成了少阳枢机失运的结果。因此，从少阳论治便可抓住伤寒、温病传变的共同途径，使寒温同治成为可能，温病多夹湿，入少阳则非小柴胡汤能解，此时张怀亮联合三仁汤宣化三焦湿热，临床上取得了满意的疗效。

十、精业求实，硕果累累

张怀亮依据中医的特色和优势，潜心研究眩晕病二十多年，总结出了眩晕病的辨治规律，创立了完善的眩晕病诊疗体系，而且把眩晕作为专病建设方向，联合河南省人民医院、郑州大学第一附属医院、郑州大学第二附属医院、河南中医药大学第二附属医院、河南中医药大学第三附属医院等医院的相关科室，成立了河南中医药大学眩晕病研究所，设立了脑源性眩晕研究室、耳源性眩晕研究室、颈源性眩晕研究室、功能性眩晕研究室、影像学研究室，组织专家从不同方向研究眩晕，不断提高对眩晕病的研究及诊疗水平。河南中医药大学第一附属医院为国家中医药管理局重点病种——眩晕病协作组长单位，从 2009 年开始联合国内 30 多家医院，先后多次召开眩晕病研讨会，在张怀亮牵头下制定了眩晕病诊疗路径，并为全国 500 多家中医院进行视频解读。张怀亮还开办了全国第一家眩晕病专业网站——中国眩晕网，进行眩晕类疾病的科普宣传工作；2013 年 6 月成立了国内首个眩晕病学术组织——河南省中医药学会、河南省中西医结合学会眩晕病专业委员会，并成功举办了学术会议。为进一步加强科室内涵建设，张怀亮引进了耳鼻喉科专业人才，派出人员进修学习，建立了国内一流的眩晕病检查室和具有中医特色的眩晕病治疗室、康复室，打造了一个复合型的眩晕病诊疗中心。2016年5月张怀亮牵头成立中国中西医结合学会眩晕病专业委员会并担任首届主任委员，国家级眩晕病专业委员会的成立为广大眩晕病研究者搭建了一个学术交流平台，也为众多眩晕患者提供了一个很好的服务平台。

几十年的从医生涯，张怀亮获得了不少的荣誉，先后被评为全国优秀中医药临床人才、全国医德标兵、第五批全国老中医药专家学术经验继承工作指导老师、河南省名中医、享受国务院政府特殊津贴专家、河南省中医药防治艾滋病专家组成员等。兼任中国中西医结合学会眩晕病专业委员会主任委员，中华中医药学会脑病分会常务委员，中国睡眠研究会河南分会副会长，河南省中西医结合学会眩晕病专业委员会主任委员，河南省眩晕病诊疗中心主任，河南中医药大学眩晕病研究所所长，河南省中医药学会脑病专业委员会副主任委员，河南省保健委员会、卫生健康委员会保健局特聘干部保健专家，中华医学会郑州分会医学专家会诊中心中医脑病首席专家等。张怀亮还曾获得河南省科技进步奖三等奖2项、河南省厅局级科技成果奖一等奖3项，主持河南省科技攻关课题2项、河南省中医药管理局课题2项。先后出版专著5部，发表论文40余篇，获国家专利3项。

这些荣誉与张怀亮精湛的医术和敬业奉献的精神密不可分。在诸多荣誉面前，张怀亮最欣慰的是被医院评为"感动医院十大职工"时对他的评价——"没有过多的语言，只有默默的奉献。田间地头，工厂矿区无不留下您悉心为患者诊治的身影，并且运用中医的特色与疗法，把疗效发挥到极致。使患者以最小的花费，最便捷的求医之路喜获康复。您精湛的医术，高尚的医德，独到的中医医理和医法在患者中广为传颂"。张怀亮一手传承中医精髓，一手挑起科室业务重担，在救死扶伤、治病救人的同时不忘推动学术创新发展，用自己的实际行动诠释了一名医生对健康和生命的崇高礼赞。

第二章

学术精华

一、倡导西医辨病与中医辨证相结合

任何一门科学的发展都不是封闭的，都需要汲取其他科学之长才能丰富与发展自己，中医学也不例外。张怀亮常言，医学发展至今天，单纯的中医已经不能满足现代人对医疗的需求了，作为一名合格的中医大夫，要有一流的中医学知识、二流的西医学知识、三流的心理学知识。张怀亮在临床中摒弃门户之见，提倡中西医结合，西为中用，中医辨证与西医辨病相结合，这就是在明确西医诊断的同时，进行中医辨证施治，这有利于确定疾病的性质，进一步明确具体病位、病理和转归等，使治疗针对性更强。

1. 辨病是前提

病是指致病邪气作用于人体引起脏腑组织损伤、生理功能失常或心理活动障碍的一个完整过程。随着现代科学的发展，西医学对疾病的病因、生理、病理和预后等进行了极为深入的研究，中医多以症状表现作为病名，以症状的消失作为疾病痊愈的依据，因此中西医结合才能更好地认识和治疗疾病。张怀亮常言，作为一名大夫，一定要对病的轻重缓急、治疗预后做到心中有数。同是肩痛，若是抬举受限，考虑可能是肩周炎，若抬举不受限，则有可能是肺尖部的肿瘤，不能明确诊断会耽误患者；慢性肾炎患者经过治疗后，水肿消退但尿蛋白阳性，此时万不可麻痹大意。张怀亮经常告诫学生们务必要了解西医知识，明确疾病的轻重，了解预后，为患者寻求最佳的治疗方案。

2. 辨证是核心

中医的证候是疾病过程中某一阶段或某一类型的病理概括，一般由一组相对固定的、有内在联系的、能揭示疾病某一阶段或某一类型病变本质的症状和体征构成，证候反映了疾病的阶段性本质，表明了证候的时相性特征。辨证论治是中医的精华和灵魂，辨证的准确性直接决定了治疗有效与否，辨证论治的水平往往能反映中医大夫的临床水平。张怀亮反复强调，作为一名中医大夫必须苦练辨证施治的基本功。西医学中的脑梗死有风痰阻络、气虚血瘀、阴虚风动等不同证型，各证型用药差异很大，如果仅辨病而不辨证，就会走上"头痛医头，脚痛医脚"的窄路，把灵活的辨证变成僵死的教条，不利于疾病的诊疗。

张怀亮认为辨证论治必须在中医理论指导下进行，反对以西医思维指导中医临床。临床中应以西医的"病"为经、中医的"证"为纬，西医辨病和中医辨证灵活结合，取两种医学理论体系之长，从而有效提高中医识病与治病的水平。

二、注重从经络循行路线和时间节律辨治

一直以来，关于六经实质的问题争论不休，认为六经就是经络的观点显然不恰当，但《伤寒论》中确有一些方剂能治疗经脉循行部位的疾病。张怀亮认为从经络循行路线着眼是六经辨证的一种方法和运用经方的一种思路。如小柴胡汤

能治疗少阳经（胆经和三焦经）循行部位的疾病，同理胆经和三焦经循行路线上出现疾病，也可从少阳经辨治。

张怀亮在临床上发现，有一些疾病发作或病情变化具有明显的时间节点，对于这类疾病往往可以从时间节律上辨治。在《伤寒论》与《金匮要略》中就有许多方证涉及时间节律，如麻黄杏仁薏苡甘草汤证的"一身尽痛，发热，日晡所剧者"，温经汤证的"暮即发热"，小柴胡汤证的"正邪分争，往来寒热，休作有时"，大承气汤证的"日晡所发潮热"和"烦躁，发作有时者"，干姜附子汤证的"昼日烦躁不得眠，夜而安静"等。这些有明显时间节点的病证，可以作为我们临床辨证选方的一个依据，对于临床用好经方很有帮助。

三、创新少阳三焦理论，强调三焦郁阻致晕

张怀亮根据少阳理论，结合临床实践经验，创新了少阳三焦学说，提出少阳经包括手少阳三焦经和足少阳胆经，分属三焦与胆。虽然足少阳胆经也循身侧，但究竟经脉在外，部位表浅，不足以胜任内外转枢之职，唯有六腑之一的三焦，位居躯体之内，脏器之外，一腔之大腑，外应腠理，内邻诸脏，为脏腑之间空隙相互连通所形成的通道，故离表未远，入里未深，正当表里出入之地带，具有内外转枢之功能，因此少阳才有"病主半表半里，治在内外分解"的特点。同时，三焦既为水液运行之道，又为游行相火之腑，具水火两性，因此少阳才有"为病寒热夹杂，治须寒温并调"的特点。另外，三焦既是协助水谷传化之腑，又为元气之别使，司元气

之敷布，因此少阳才有"病易虚实相间，治有攻补兼施"的特点，其证之表里、寒热、虚实所以同时并发，实以少阳三焦水火气机之转枢失职为根基。因此，结合《黄帝内经》《难经》论述以及后世医家的发挥，张怀亮指出三焦是转运枢机、通行元气、运行水液、游行相火及气化的场所。人体气机的升降出入，津液的输布排泄，均赖三焦的通利，而且三焦可协调诸脏腑的功能，正如《医学入门》对三焦联系脏腑功能所进行的总结性概括"观三焦妙用，而后知脏腑异而同、同而异，分之则为十二，合之则为三焦"。

眩晕是临床常见症状，其经典理论有"诸风掉眩，皆属于肝""无痰不作眩""无虚不作眩"等，而张怀亮在临床实践中注意到，眩晕发作之时，患者常表现为视物旋转、站立不稳、如坐舟车、恶心、呕吐痰涎、口苦、咽干、脉弦滑等。视物旋转、站立不稳为风邪振摇之象，呕吐痰涎或胃内容物为痰饮之征，口苦咽干为内有郁热之象，而在眩晕的治疗上应用活血化瘀药物常收到满意的疗效，由此可知瘀血亦为眩晕的致病因素之一。因此，眩晕的发生与风、痰、瘀、热关系密切，而风、痰、瘀、热的产生源于少阳三焦枢机失运。因三焦的生理特点为转运枢机，并有通行元气、运行水液、游行相火之功能，因此三焦不畅，枢机失运，则运行之水火气血不循其道，而生风、痰、瘀、热等病理产物，上犯清窍，发为眩晕。

四、善用君相火理论

《素问·天元纪大论》云："君火以明，相火以位。"张景岳云："轻清而光焰于上者，火之明也；重实而温蓄于下者，火之位也。明即位之神，无明则神用无由以著；位即明之本，无位则光焰何从以生。故君火之变化于无穷，总赖此相火之栽根于地。"

君火乃人身生理之火，由心所主，是人体主持神明之火，是正常精神意识思维活动的物质基础。君火能使人精神振奋，神采奕奕，思维敏捷。若君火有余，神明被扰，则会出现心烦懊侬，失眠多梦，心悸不安，急躁易怒等症，如《伤寒论》云："发汗、吐下后，虚烦不得眠，若剧者，必反复颠倒，心中懊侬，栀子豉汤主之。"若君火势微，火不养神，则会出现两种情况：一是神疲乏力，情绪低落，精神不振或神游于外；二是烦躁惊狂之症，如《伤寒论》所云"火逆下之，因烧针烦躁者，桂枝甘草龙骨牡蛎汤主之"。张怀亮常言烦躁并非皆因火，亦有因心阳虚而烦躁者。

相火伴君火以游行全身，奉君火以行事，相火寄于肝肾二部。正常情况下，相火动中见静，藏于下焦，通过枢机输布三焦，发挥少火生气的功用，激发和推动机体的活动，同时又奉养君火，调畅情志，完成人体的行为和情志活动，诚如《素问·生气通天论》所言"阳气者，精则养神，柔则养筋"。寄于肾中之相火为水中之火，又名龙火，宜潜藏不宜僭越。肾为水火之宅，若肾阴不足，则相火偏旺。若相火妄动则易升浮于上，法当滋阴潜阳；若相火妄动于下，尚未浮越，当滋阴降火；若肾中水寒，龙火不安本位则浮于外，当温肾壮阳，引火归原。寄于肝中之相火谓之雷火，若肝中相火虚衰者，可见厥阴虚寒证，也可因相火虚衰，运行无力，郁而化热而致寒热错杂，此证以乌梅丸治之最宜。张怀亮在多年临床中还认识到肝肾相火上冲，可导致多种疾病。若相火燔灼脾土可致口唇干燥；冲犯胃土则胃气不降，可致呃逆、呕吐、嗳气；火灼肺金则咳嗽、咯痰，甚则咯血；引动胆火则口苦；扰及心神则心烦急躁，失眠多梦；相火上冲引动痰浊，患者可觉痰随气升；引动冲气，可致奔豚气，自觉头部热流上冲，相火游越三焦可致烘热汗出，相火上冲头部可致长期头痛。张怀亮曾用封髓丹加减治疗一例顽固头痛20年的患者，三诊而愈。

君火处于主导地位，主宰人体的生命活动，相火处于从属之位，秉君火之命而行，职司全身之机能活动，是君火功能的根基。朱震亨说："盖相火藏于肝、肾阴分，君火不妄动，相火惟有禀命守位而已。"在生理状况下，君火与相火相互依存，相互协调，通过少阳枢机共同温煦周身，调节人体的行为和神志活动。人体之相火易动易炽，在病理状态下，若君火虚，不能节制相火，则会导致遗精等症，若相火妄动又易引动君火，扰乱心神，则会出现失眠、心烦急躁等症。以上症状更年期妇女尤为多见，因年过四十，阴气自半，肝肾真阴渐亏，不能节制相火。另外，心火偏旺又易使相火妄动，张怀亮认为相火秉君火之命而行，心动则相火亦动，朱丹溪言："主闭藏者，肾也；司疏泄者，肝也。二脏皆有相火，而其系上属于心。心，君火也，为物所感则易动，心动则相火亦动，动则精自走，相火翕然而起，虽不交会，亦暗流而疏泄矣。所以圣贤只是教人收心养心，其旨深矣。"张怀亮在临床中广泛运用君相火理论治疗不寐、郁证、汗证、头痛等，疗效显著。

五、善治妇科，用药灵活

1. 月经病——疏肝健脾调冲任

张怀亮认为，女子以血为本，经行耗血，分娩伤血，妊娠血聚养胎，因此女子"有余于气而不足于血"，然血的化生藏泻与肝脾关系密切，因肝藏血，脾统血，而月经的形成又与冲任密切相关。肝为藏血之脏，与冲任相连，肝的疏泄功能可使全身之血按时按量注入冲脉，则月经按期来潮。张怀亮认为月经不调以七情之伤为最甚，若因七情六欲纷扰或湿热瘀毒入侵，致使肝失条达，疏泄失常，气血不畅，势必引起经行紊乱，或先或后，或闭或崩，致月事不调。脾胃不仅能化生气血，又能统血，经、孕、产、乳都是以血为用，若脾土不足，生血乏源，统血无力，也会发生月经失调。当今人们随着生活条件的改善，过食肥甘厚味，女性盲目追求身材苗条，过度节食，影响了脾胃的正常运化，容易引起阳明蕴热，而出现湿热内扰血海，导致月经不调。张怀亮除强调肝脾在月经不调中的作用外，还非常重视冲任失调对月经的影响。月经过多往往由于冲任不固所致，治宜固涩肾气而安冲任；经量过少多因冲任不盛、血海不充所致，治宜滋补肝肾而资其源，兼用活血调经之品。

对于月经周期的异常，若月经先后无定期，则多为气血郁滞，治以疏肝解郁，方选当归芍药散加减；若属气虚血少，任脉虚寒，经期后延，治以益气养血、活血通经，方用胶艾八珍汤加减；若属血虚有热，火多而水不足致经期提前，治宜养血清热调经，方用芩连四物汤加减。对于经量的异常变化，若月经量大或淋漓不断，当辨其是虚还是瘀，虚者用人参归脾丸，量大夹有血块者用桃红四物汤加女贞子、旱莲草、茜草根，若纯属血实有瘀者，用血府逐瘀汤。至于痛经，张怀亮认为不外虚、寒、瘀三端，寒性痛经用温经汤，虚性痛经用香艾四物汤，瘀血痛经用少腹逐瘀汤。

2. 带下病——祛湿解毒补脾肾

张怀亮认为带下病可分为虚实两端，虚为脾肾不足，实为湿热毒邪。脾主运化，肾主水液，脾气虚弱不能运化水湿，水湿之气下注，肾气不足不能主水，水湿内聚，湿郁化毒，湿毒下陷，带脉失约，任脉不固，而成带下。此类带下色白或淡黄，质黏稠，无臭气，绵绵不断。治宜健脾补肾，解毒化湿。方用完带汤加味。药用白术、山药、党参、白芍、车前子、苍术、柴胡、荆芥穗、续断、桑寄生、艾叶等。若因摄食不洁，或久居阴湿之地，或手术损伤，湿邪乘虚而入，蕴而化热，湿热化毒，此类带下呈黄色或黄绿色，质黏稠或如脓样，有臭味且量多。治以清热利湿，解毒止带。方用易黄汤或止带丸化裁。药用白术、生牡蛎、香附子、木香、白芍、当归、小茴香、砂仁、黄柏、大血藤、草河车、椿柏皮、鸡冠花、青黛等。

3.更年期——燮理阴阳补肝肾

张怀亮认为妇女更年期综合征是由于肾虚而精血衰少，血虚不能涵阳，阳气偏旺，而出现烘热、汗出、心烦、急躁，同时水不涵木，木气内郁，阳气不能舒展，导致情绪低落，遇事狐疑等表现，这是阴阳不和的结果。张怀亮在治疗时善用一贯煎合二仙汤、甘麦大枣汤加减，常能收到桴鼓之效。他同时还提出更年期是一个生理过程，更年期症候群是这一过程带来的不良效应，治疗的目的是帮助患者安全度过这一时期，因此只有这些症状使患者难以耐受时才用药进行调理，且用药时间不宜过长。

第三章　临证精粹

一、从君相火理论治疗失眠经验总结

不寐是以经常不能获得正常睡眠为特征的一种病证，主要表现为睡眠时间和深度的不足，轻者入睡困难，或寐而不酣、时寐时醒，或醒后不能再寐，重者彻夜不寐，常影响人们正常的工作、生活、学习和健康。由于不能获得正常睡眠，睡眠时间及深度不足导致无法消除疲劳、恢复体力与精力，患者常伴有精神倦怠、全身乏力、头痛头昏、心慌胸闷、多梦健忘、焦虑抑郁等症状，这相当于西医的单纯性失眠，伴有失眠症状的抑郁症、焦虑症、更年期综合征等疾病。"不寐"最早见于《难经·四十六难》，在《黄帝内经》中亦称为"不得卧""不得眠""目不瞑"等。

从古至今，中医对不寐的病因病机存在不同的认识和见解，古代医家对不寐病机的认识有营卫不和说、阴阳失调说、脏腑损伤说、神主失用说、邪气致病说、阴阳跷脉说等。近代医家从心、肝、胆、脾、胃等不同脏腑论述不寐的病机及治疗。张怀亮在继承前人经验的基础上通过多年临床实践，提出从君相火论治不寐，分立治法及方药，在临床中收到了良好的效果。

张怀亮指出，《素问》病机十九条论火者五、论热者四，虽言火与热性质相同，但程度轻重不同，所致疾病亦有异。论火者多与神志有关，如瞀瘛、如丧神守、惊骇、躁、狂越；而论热者则多与腑病（胃、肠、膀胱）有关，如腹胀、大而拒按、肠鸣有声、小便浑浊等。在中医藏象理论中，心属火，主藏神，心神被扰则最易导致不寐。

火分君火、相火始见于《素问·天元纪大论》，"君火以明，相火以位"，原是五运六气之说，被后世医家运用于解释人体生理病理。人体内本无燃烧之火，火性善动而炎上，性热而温煦，易成燎原之势，可燥万物。中医学取类比象，用火象征体内气的运动和温煦作用，即气之动为火。火动中节，则为人体正气之一，正常发挥激发和维持人体功能的作用；若火动失节，耗散人体正气，则为病理之邪火。

（一）君火不寐论

君火即指心火，《素问·灵兰秘典论》云："心者，君主之官也，神明出焉。"从心的功能而言，心主血脉而藏神，神主宰人体的生命活动，《灵枢·邪客》曰："心者，五脏六腑之大主也，精神之所舍。"心这种活动的动力即为心火。

在中医藏象学说中，心在五行属火，《黄帝内经太素》则曰"心为火脏"。从心的功能而言，心藏神、主血脉，《灵枢·邪客》亦曰："心者，五脏六腑之大主，精神之所舍也，其脏坚固，邪弗能容也，容之则心伤，心伤则神去，神去则死矣。"《素问·六节藏象论》亦有"心者，生之本，神之变"之论；《灵枢·本神》中指出"两精相搏谓之神，随神往来者谓之魂，并精而出入者谓之魄，所以任物者谓之心，心有所忆谓之意，意之所存谓之志，因志而存变谓之思，因思而远慕谓之虑，因虑而处物谓之智"。说明了心具有藏神的功能，能够调控人的精神、意识、思维活动。人对外界事物的反应，均通过心神来实现，完成对事物的感知，并形成思想和行为。五脏功能调和，水谷精微化生气血，上奉于心，则心神得养。心主神明，神安则寐，神不安则不得寐。《先醒斋医学广笔记》云："治不寐以清心火为第一要义。"因此不寐的病位主要在心。

人的睡眠和觉醒是由心神主宰的，睡眠作为人体正常的生命活动是心藏神的体现，因而正常的睡眠有赖于心的功能正常，心静神安则能入寐，心神不安则难以入眠。不寐的阴阳平衡被打破，不外阳不入阴，主要原因有二：一为阴虚不能涵阳，二为阳虚不得入阴。正如《景岳全书·不寐》曰："不寐证虽病有不一，然惟知邪正二字则尽之矣。盖寐本乎阴，神其主也，神安则寐，神不安则不寐。"

在君火与不寐的关系上，张怀亮认为君火者，心火也，是生理之火，因心主神明，故君火亦为神明之火，是正常精神意识思维活动的物质基础，是心神活动的内在动力。因心在五行属火，为阳中之阳，所以君火是人身阳气最精纯的部分，人的机体、思维均受其控制，也制约调节着人体的脏腑功能活动，为五脏六腑之大主。在生理上，君火宜清净无为，惟君火宁谧，神明方得其正，则志意和，精神定，恚怒不起，魂魄不散，五脏方能安和。君火"主之以静"，又"为物所感则易动"，不同的环境可以激发不同的情感变化和思维方式，而心藏神及主宰五脏六腑的作用主要通过君火的活动来实现，在君火的主导作用下，心神能正常感知外物，产生正常的情志变化和生活行为，形成个人独特合理的思维和行为模式，正如方药中所言"君火是对万物生命起主导作用的火"。睡眠是人正常生命活动的一部分，亦由君火主导和调节，人之寐寤，由心神控制，神安则寐，神不安则不寐。若君火功能正常，神安其宅，各脏腑功能相互协调，全身安泰；若君火妄动，心不藏神，心神不安，神不守舍，阴阳失交，不能由动转静而致不寐。所以，情志失常、饮食不节、劳逸失调、病后体虚等因素均可引起君火妄动、亢盛、虚羸，影响君火主神明之功能，扰乱心神，诱发不寐，故君火妄动是不寐发生的重要基础，张怀亮把君火所致不寐分为以下四个证型。

1. 君火亢盛，心神被扰

证候：常见入睡困难，心烦多梦，面赤腮红，心悸怔忡，胸中懊恼不舒，躁扰不宁，甚则恚怒惊狂，口干渴喜凉饮，常伴见口舌生疮，小便短赤灼热，舌尖红，甚则有点刺，苔黄，脉细数或滑数。

证候分析：七情刺激，五志过极，饮食失宜或偏嗜辛辣厚味、肥甘酒酪，最易化热生火，火邪上归于心，则致君火妄动，亢盛有余，心神被扰，致神不安其宅则出现入睡困难、多梦，甚则出现恚怒惊狂等症；心其华在面，君火亢盛则见面赤腮红；邪火郁于胸中则胸中懊恼不舒；火热上扰胸膈则见心烦；热扰心脉，心跳加快，可见心悸怔忡；舌为心之苗，君火亢盛有余则口舌生疮；心与小肠相表里，心火下移小肠，小肠泌别失职，乃见小便灼热黄赤；舌尖红，苔黄，脉细数或滑数均是君火亢盛之象。

治法：清心泻火，宁心安神。

方药：朱砂安神丸合导赤散加减。

药物组成：黄连、生地黄、麦冬、酸枣仁、当归、夜交藤、生龙骨、朱砂、生甘草。

按：本证临床上多见于青壮年，可以苦寒以直折之，合导赤散者，因心与小肠相表里，因势利导借水道以清心利水。若君火亢盛日久灼伤津液，炼液为痰，酌加郁金、天冬、天竺黄清热泻火化痰；若因胸中烦热及懊侬不舒不得眠者，则加栀子、淡豆豉，即栀子豉汤清宣郁热以安神；若邪热波及阳明，腑气不通，出现"胃不和则卧不安"现象者，当釜底抽薪，可加大黄、芒硝或调胃承气汤通腑泄热；心悸怔忡甚者加珍珠母镇惊安神；君火亢盛伤及肾阴，肾阴不能上奉于心，水不济火，出现心肾不交者加肉桂、远志等交通心肾。

2. 心阴失养，君火虚妄

证候：常见失眠多梦，心烦心悸，健忘，口燥咽干，形体消瘦，手足心热，甚则潮热盗汗，两颧潮红，舌质淡红或嫩红，苔少乏津，脉细无力或细数。

证候分析：心神活动属阳，其性易动，心神活动的正常赖以心阴的滋养，心阴内守，涵养心神，神志才得静谧。若思虑劳神太过或长期失眠，暗耗心阴，或温热火邪灼伤心阴，阴液亏少，心失濡养，心动失常，故见心悸；心阴亏虚，阴不敛阳，阳不入阴，心火偏亢，扰动心神，神不守舍则见失眠、多梦、健忘；阴虚失润，不能制阳，形体官窍失滋，则见口燥咽干，形体消瘦；手足心热，潮热盗汗，两颧红，舌质淡红或嫩红，苔少乏津，脉细无力或细数，以上症状均为阴虚内热之象。

治法：滋养心阴，宁养心神。

方药：天王补心丹加减。

药物组成：生地黄、当归、麦冬、酸枣仁、远志、茯苓、五味子、桔梗、玄参、夜交藤、生龙骨、生牡蛎、炙甘草。

按：本证为阴血不足，君火偏亢所致，故选用天王补心丹滋阴泻火，而不用苦寒清心之药，以防苦寒化燥，更伤心阴。若阴虚内热虚烦明显，可加知母、百合、栀子滋阴清热，除烦宁神；若心烦不寐，甚则躁越欲狂，彻夜难眠者，加朱砂、磁石重镇安神；若邪热日久波及少阴肾经，煎熬肾水，不能上济于心阴，水不济火，使心火独亢，心肾不交则致心烦、失眠，伴有口舌糜烂、舌尖红赤等阴虚火旺诸症，加用黄连、阿胶、鸡子黄、白芍滋阴清热，交通心肾。

3. 心血亏虚，君火失荣

证候：常见入睡困难，少寐多梦，易醒，醒后难再入睡，心悸不宁，心虚易惊，头晕，健忘，面唇爪甲淡白无华，舌质淡红，苔白，脉细无力或细数等。

证候分析：心神赖心血滋养，神守其舍，夜能安寐；正如《症因脉治·不得卧论》云："心血虚不得卧之治，阴虚则阳必旺，故心血不足，皆是火症。"长期精神紧张，思虑无穷，耗伤心血，或素体虚弱，久病体亏，精血亏少，导致血不养心，心神浮越，不安其舍，神魂游外，则入睡困难，少寐多梦，易醒，醒后难再入睡；君火失养，心神不宁，神气躁动，则为心悸、心虚易惊；心血亏虚不能上荣头面，则见头晕健忘，面唇爪甲淡白无华；舌为心之苗，心血亏虚，则舌质淡红，血少脉道失充，故脉细无力等。

治法：滋补心血，温养君火。

方药：归脾汤加肉桂。

药物组成：黄芪、党参、炒白术、当归、酸枣仁、远志、龙眼肉、茯神、木香、肉桂、炙甘草。

按：本证为心血亏虚，君火失养所致，方用归脾汤加肉桂荣养心脾，少火生气。若出现血虚脏躁，心神失养，不能控制神志活动，症见精神恍惚，常悲伤欲哭，酌加甘麦大枣汤养心安神，和中缓急；若兼见眼花，视力减退，手足麻木等肝血虚症状，加川芎、枸杞子、制首乌等养心补肝，宁心安神；若兼见压力大，思想负担重，长吁短叹，胸胁胀满，饥不思食，肝郁不舒等症状，可合用逍遥散疏肝解郁，畅达情志，令肝魂心神各顺其情，各归其脏。

4. 心阳不足，君火失充

证候：常见入睡困难，易醒，多梦，情绪低落，困倦嗜卧、多呵欠，心悸怔忡，胸闷气短，善太息，胁肋不舒，面色㿠白，唇舌色淡，畏寒肢冷，口淡不渴，舌质淡，苔薄白，脉沉迟或微细等。

本证源于《伤寒论》第 126 条"火逆，下之，因烧针烦躁者，桂枝甘草龙骨牡蛎汤主之"，从条文中可知因烧针劫汗，阳随汗泄，心阳虚衰，不得入阴，反躁扰于外，而心神失于温养以致不寐。阳气者，精则养神，心阳不足，君火失充，不足以温养精神，则心神不能内守，神魂外游，致入睡困难，易醒多梦；心阳受损，君火虚弱，宗气衰少，胸阳不展，故见胸闷气短，胁肋不舒；心阳亏虚，君火势微，温煦失职则阴寒内生，故见畏寒肢冷；君火温运乏力，寒凝而血行不畅，气血不能上荣于面，则见面色㿠白，唇舌色淡，血脉失充，则脉多沉迟或微细等；此证型往往多伴有心气虚，故多见心悸、胸闷、气短、困倦嗜卧等气虚的症状。

治法：补益心阳，镇潜安神。

代表方：桂枝甘草龙骨牡蛎汤。

常用药：桂枝、生龙骨、生牡蛎、炙甘草。

按：本证为君火不足、心神失养所致，辨证要点在全身一派寒盛虚衰之象，治疗主以桂枝甘草龙骨牡蛎汤振奋心阳，安神定志，常酌情加入对症治疗不寐之药，如酸枣仁、夜交藤、茯神、合欢皮等。若伴有头晕、腰膝酸冷、夜尿多等肾阳虚症状，加制附子等温补肾阳；若君火虚微，痰饮乘虚上犯，扰乱心神，见惊狂、卧起不安等症，则在温阳基础上辅以宣通化痰之品，可取桂枝去芍药加蜀漆牡蛎龙骨救逆汤，如《伤寒论》第112条云："伤寒脉浮，医者以火迫劫之，亡阳，必惊狂，卧起不安者，桂枝去芍药加蜀漆牡蛎龙骨救逆汤主之。"若君火极度衰微，出现冷汗、肢厥、脉微等阳气暴脱之症，治以引火归宅，急取大剂独参汤、参附汤补元回阳。

（二）相火不寐论

相火是相对君火而言，何梦瑶曰："君者，主也，向明以治。心为一身之主，神明出焉，故称君。相者，竭其才能以奉君出治者也。肾位于下，输其火于心，以为神明之用，犹相臣竭其才力以奉君出治，故称相。"

对于相火之认识，不像君火唯一，相火为何脏之阳，历代医家有不同认识。相火之论蓬勃发展于金元时期，张元素主讲相火之原与敷布通道，认为"命门为相火之原……主三焦元气""三焦为相火之用，分布命门元气，主升降出入"。相火论集大成者为滋阴派代表人物朱丹溪，他提出"阳常有余，阴常不足"之说，并撰有《相火论》，认为相火以肝血肾精为物质基础，寄居于肝肾二部，有生理和病理两种状态，生理之相火，动而中节，是激发和维持人体正常生命活动的动力；病理状态下相火妄动，则为人身之贼邪。但丹溪之论则更多强调了肝肾阴亏、相火过妄之一态，尚未论及相火不及之态，故其治疗病理相火多用滋阴降火法，喜用知母、黄柏等苦寒之药。李东垣丰富了相火为病的内涵，他认为"相火，下焦包络之火脾。胃气虚，则下流于肾，阴火得以乘其土位""乃肾间受脾胃下流之湿气，闭塞其下，致阴火上冲"。故李氏阴火论是在中焦脾胃内伤基础上结合下焦肝肾相火病变的高度升华概括，因此东垣言及的阴火实为妄动的相火，故其治疗阴火的组方思路为"补其中而升其阳，甘寒以泻火则愈"。后世明清两代医家又鉴于业医者盲从丹溪"阳常有余，阴常不足"之论，妄用知柏苦寒之品，克伐肾中真阳（即生理相火），提出"阳非有余，真阴不足"之说，发展了温补学派，尤为重视命门之火，认识到了相火不及的一面。自此有关病理之相火的虚实两面渐臻于完善。

张怀亮认为相火为人身之动气，根源于命门之火，寄居于肝肾二部（主要在肾），以少阳三焦为通道宣布全身，心包与胆皆禀受相火，但非相火产生部位。简言之，相火赖下焦肝阴肾精以涵之，中焦脾土健运以伏之，上焦心君清明以制衡之。守位秉命，动而中节为生理；离位妄动，不中其节为病理。

张怀亮认为，相火所致不寐，主要为相火离位，敷布失常。相火守位而正常敷布，对于君火以明的正常发挥起着重要作用，相火潜藏于下，为源泉之温，具有强大的动力，源源不断地为心君提供能量，代君行令。如今人们生活工作节奏加快，竞争激烈，所求者广，所虑者多，往往容易激越肝肾之中的相火，正如丹溪所谓五志厥阳易起，肝肾中相火失于潜藏，亢越于外，上扰心君，使君火不宁，而出现心神不宁，如烦躁、易怒、不寐等现象。而相火敷布不及，没有发挥其温煦作用，则会出现相火虚衰的现象，使君神失养，出现呆滞、抑郁、虚亢等精神异常而影响睡眠。从五志方面说，五志虽统于心，但睡眠的正常不仅需要心君的静谧安宁，也离不开"肝藏魂""肾藏志"的正常发挥，肝肾相火扰动，魂不潜而飞散，则多梦纷纭，难以入睡或早醒；志不定而躁扰，则容易出现入睡困难、神志惶惶而不安、易惊易醒等症状。

1. 肝肾阴虚，相火亢盛

证候：表现为入睡困难，多梦，心烦急躁，头晕耳鸣，腰膝酸软，骨蒸潮热，盗汗，口燥咽干，男子遗精，女子月经不调，舌红少苔，脉细数。

证候分析：肾藏精，为先天之本，肝藏血，肝肾精血同源互化，二者相互影响。情志内伤，郁久化火伤阴或房事不节耗伤肾阴，或因温热病久，津液耗伤导致肝肾精血亏虚，相火失去潜藏之所，敷布失常，妄动越位，上扰心神则心烦不寐；相火妄动，扰乱精室，精关不固则男子遗精；肝肾阴虚，冲任失调，则女子月经不调；肝肾阴亏，水不涵木，肝阳上扰则头晕目眩；肝肾阴亏，不能上养清窍，濡养腰府，则耳鸣健忘，腰膝酸软；阴虚生内热或虚火上炎则口干咽燥，骨蒸潮热、盗汗，舌红少苔，脉细数。

治法：滋肝育肾，清泻相火。

代表方：知柏地黄汤加减。

常用药：熟地黄、山药、山茱萸、泽泻、茯苓、牡丹皮、知母、黄柏、生龙骨、生牡蛎、炒酸枣仁、夜交藤、炙甘草。

按：本证型即朱丹溪所谓妄动之相火，临床最为多见，往往采用滋阴降火法。知柏苦寒直清上扰之相火以治标，甘寒养阴之品滋养肝肾之阴以治本。若偏肝中相火亢盛者，郁而化火，胁痛易怒，心烦不寐，则以一贯煎加减养肝阴、降肝火；若偏肾中相火失封，燔灼于上，扰心以致不寐，而肾水不甚亏虚者，往往可用封髓丹以降之，方中黄柏直清肾中相火，砂仁辛温纳气，甘草温中补土。

2. 肾阳不足，相火失潜

证候：常见虚性兴奋表现，入睡困难或眠浅而易醒，多梦，烦躁，焦虑，舌淡而舌尖红，苔白润，脉细数无力；甚者畏寒怕冷，四肢不温或冰凉，神疲乏力，口干但喜温饮，大便溏，时有面觉发烫或泛红妆，腰膝冷痛，夜尿频多清长，舌淡或舌体胖大有齿痕，苔白润，脉沉细。

证候分析：肾为一身真阳之根，主蛰藏，若素体阴寒痼冷，或误伤克伐阳气，或久病阳气耗散，肾中真阳衰微，不胜阴寒，相火浮越于上，扰心则见虚烦不寐，或多梦纷纭而易醒，呈一派上焦虚亢之象；清阳实四肢，阳气不足，则见四肢不温，畏寒怕冷；阳衰气不化津，故口干渴，但欲饮温水；阳衰甚者，有戴阳之势，故而现面部发烫或泛红如妆；腰为肾之府，司二便，虚衰之阳残聚于上，不能温下，则见腰膝冷痛，夜尿频多清长；舌淡苔白，甚则舌体胖大，脉沉细，俱为阳虚寒盛之象。

治法：温潜浮阳，导龙入海。

代表方：潜阳丹加减。

常用药：制附子、砂仁、龟甲、龙骨、牡蛎、炙甘草。

按：本证即水寒不养龙，阳气者，精则养神，祝味菊提出"阳不嫌多，以潜为贵"。肾为水火之宅，相火内寄，郑钦安以卦象论所谓一火落于二水之中，龙潜大海，需为温煦之海，方能得潜，今水寒冷澈，欲成冰窟，龙安能潜藏？故腾越于上而为病。处方以附子温肾阳、壮相火，砂仁纳气归肾，龟甲通阴助阳，炙甘草补中以厚土伏火，令肾中之水有春回和暖之意，以使龙归于海。祝氏曾言，对于阳虚不寐，如"气虚而兴奋特甚者，宜以温潜之药，温以壮其怯，潜以平其逆，引火归元，导龙入海，此皆古之良法"。

若临床肾中阳虚症轻者，可取金匮肾气丸温化肾气，是谓水中生火，从阴引阳也；若肾中寒盛格阳，虚阳浮越于上，躁扰不宁虚亢者，真武汤、四逆汤、通脉四逆汤皆可酌选；若肾中水火失衡，忽冷忽热，尤多见于更年期女性者，可燮理阴阳，选用二仙汤加减，盖肾本为水火共处之宅，此方主以温肾阳辅以清相火。

另有一类阳虚不寐以中焦土不伏火者，较之久病肾阳虚为轻者，当宗李氏补土一法，后世如尤在泾者，在《静香楼医案》中所载一案即体现之，"中气虚寒，得冷则泻，而又火升齿衄。古人所谓胸中聚集之残火，腹内积久之沉寒也。当温补中气，俾土厚则火自敛。四君子汤加益智仁、干姜"。本案中"残火"，言其非实火也，乃虚炎之相火，虽未明言不寐之证，想其胸中聚集之残火，能不扰心虚烦？究其因乃土不伏火所致。若脾病及肾，则可补火生土，令火土合德，相火封固不虚炎于上，如附子理中丸之类可选用。

3. 枢机不利，相火失宣

证候：表现为入睡困难，或眠浅易醒，多梦，倦怠乏力，懒言少动，胸闷气短，胁肋不舒，视物昏花，情绪低落，兴趣丧失，善悲易恐，畏寒肢冷，纳呆，舌淡，苔薄白，脉沉迟或细。

证候分析：工作、生活等压力过重，精神高度紧张，或情志不遂，长期郁郁寡欢，导致少阳不利，相火失宣，不能发挥其少火生气的作用，心神失去相火的温煦，心阳不足，心神失养，神不守舍则入睡困难，眠浅易醒，多梦，善悲易恐，胸闷，气短，"肝为罢极之本"，少阳不利，肝中阳气不达，筋脉失养则易倦怠乏力；"所以任物者谓之心"，心阳亏虚，心失所养，任物功能受损则情绪低落，兴趣丧失，此处出现的一系列精神情志异常的表现皆是相火失宣致君火不明的结果。相火失宣，脏腑失去温煦作用则可见形寒怕冷；舌淡，苔薄白，脉沉迟或细皆是少阳不利、相火失宣之征。

治法：温宣疏达，调畅心神。

代表方：小柴胡汤合桂枝甘草汤加减。

常用药：柴胡、黄芩、半夏、桂枝、石菖蒲、远志、龙眼肉、炙甘草。

按：本证不寐之因，相火非在不温不潜，而在不宣，心喜缓，肝喜达，气血贵流不贵滞，张锡纯认为，"肝虚不能疏泄，相火即不能逍遥流行于周身，以致郁于经络之间"。故以小柴胡汤疏肝解郁，畅达少阳三焦，以其乃相火游行之通道，今肝失疏泄，通道郁而闭塞，相火闷伏其间不彰其用，试为之一喻，如积薪于炉，下有熟炭，虽温却无焰，惟见浓烟，是氧气不足，空气不流通使然，此时用一柴棍挑松之，令空气通入，火焰陡然以明。

合桂枝甘草汤者，有如以明火引燃之，主动以君火引达相火，君火明则相火位，所谓气虚以掣引之。桂枝本身除温通心阳强君火外，亦可温肝阳，古书云桂为肝木，可温肝阳，最善调肝气，清代黄坤载认为桂枝"温散发舒，性与肝合"，能使"脏气条达，经血流畅"。近代张锡纯在《医学衷中参西录》中亦盛赞"桂之形如鹿角，直上无曲，故又善理肝木之郁，使之条达也"。但此法只可肝虚用之，肝实者不再用之。

临床中若兼见心悸、胆怯易惊明显者，可加生龙骨、生牡蛎、朱砂重镇安神；倦怠乏力，精神萎靡明显者可加用黄芪，一则最易理解之作用是补中益气，二来遵张锡纯温补肝气之法，"肝属木而应春令，其气温而性喜条达，黄芪之性温而上升，以之补肝，原有同气相求之妙用"，"愚自临证以来，凡遇肝气虚弱不能条达，用一切补肝之药不效，重用黄芪为主，而少佐理气之品，服之覆杯即见效验"；若悲伤欲哭者可加用甘麦大枣汤养心安神，柔肝缓急。

（三）君相二火互感不寐论

君火以明，相火以位。张景岳谓："君道惟神，其用在虚，相道惟力，其用在实，故君之能神者，以其明也；相之能力者，以其位也。明者明于上，为化育之元主；位者位于下，为神明之洪基。此君相相成之大道。"君火在上，为一身之主宰；相火在下，为君火之根基。二火互相维系，共同发挥温煦周身、主持神明的作用。概言之，在生理上君火可以促进和制约相火，相火亦可以反过来辅助和奉养君火。

在病理状态下，朱丹溪谓："相火易起，五性厥阳之火相煽，则妄动矣。"尤其在情志致病方面，他指出"五脏各有火，五志激之，其火随起"，五志统辖于心，相火过极妄动，引动君火，导致君火不宁，此在青春期、更年期等思想及情绪波动较大阶段最为明显。如更年期妇女常出现无故急躁易怒，心烦不寐，即由相火妄动，扰及心神所致。反之相火虚衰，郁而不宣，不能充养君火，则心阳虚弱，"阳气者，精则养神"，心神失于温养，可见情绪低落，精神萎靡；心主失养，则见心悸怔忡，欲寐不得寐。

再观病理上君火亦可引动相火。人的神志活动，先由君火引动相火，进而由相火推动气血运行，即君火居上位，相火居下位，君火发令，相火禀命。《丹溪心法》中明言"主闭藏者肾也，司疏泄者肝也，二脏皆有相火，而其系上属于心。心，君火也，为物所感则易动，心动则相火亦动，虽不交会，精亦暗流而疏泄矣"。此段论述，即说明目之所见，耳之所闻，首先思虑无穷而致君火妄动，继之引动相火。故君火动可致相火离位而妄动，有时忿怒忧愁、思虑过度虽然动的是君火，但可使相火翕然而起。

君火既能引动相火，又可节制相火，使其不得恣肆为乱，这为不寐的治疗提供了思路。阳主阴从，君主臣从，相火需得心神（君火）镇静之，故君火宁则相火静，所以丹溪言"圣人教人收心养心，其旨深矣""使人心听命于道心"。佛道两家教人清心寡欲，意在使君火宁静，心神清明，相火不致妄动为害。《素问·上古天真论》曰："恬惔虚无，真气从之，精神内守，病安从来。"《医宗金鉴·四诊心法要诀》曰："无为惧惧，无为欣欣，婉然从物，肃然自新。"以上文字皆说明了精神宁谧，心神清静，相火守位对人体健康的重要性。

故二火互感所致不寐，历代医家多以"心肾不交"论之，常以交泰丸为代表方治疗。张怀亮认为，君火唯一，相火唯二，君相失调，非心肾不交一证能尽概诸病，遂将君相火互感所致不寐分为以下证型。

1. 君火亢相火衰（交泰丸证）

本证型即常见之心肾不交，水火不济，君火不能下温肾水而独炎于上，肾水不能上济心火而独沉于下，临床常见心烦不寐，口舌生疮，腰膝畏寒，小便清长。主以交泰丸治之，取黄连直折上焦君火，引而下行，肉桂温升下焦相火，启动肾水上济君火，令水火交融，心火得清，心君得宁，不寐可愈。唯临床上有药简力单之嫌，常常合方用之，不可不知。

2. 君火衰相火亢（炙甘草汤证）

本证即《伤寒论》中所论心动悸、脉结代之炙甘草汤证。临床亦时常见不寐，心中急迫，如人将捕之，常伴见皮肤燥枯，口燥咽干，既畏寒又畏热等一派阴枯阳馁之象。炙甘草汤证历来多从治疗心阴阳俱亏解释，但以方测证，此处亦可从君相火的角度视之。方名冠以炙甘草，用量四两，为君药，但方中生地黄用量一斤，补肾阴、清相火，以二药为代表按阴阳属性分类，属阳之炙甘草、桂枝、生姜、人参、清酒，俱是温振心阳之味，而属阴之生地黄、麦冬、阿胶、麻仁、大枣，俱是滋阴养液之品。简而言之，此方思路为上以温振君火，而在下养阴之剂为水浅不养龙之相火亢盛治法。

3. 君火相火俱亢（黄连阿胶汤、当归六黄汤证）

君火、相火互感为病临床最为常见，心肾不交者以黄连阿胶汤证为代表，临床以入睡困难、睡前心烦为特征，表现为睡前担心无法入睡，思想负担重。黄连阿胶汤组方以黄连上清君火，以黄芩、芍药、阿胶、鸡子黄清肝滋阴，以灭雷火。本证亦可合一贯煎或朱砂安神丸化裁治之。

心肝肾不交者以当归六黄汤证为代表，本证以自汗、盗汗及烦热不寐一派壮火食气之象为特征。当归六黄汤虽为治疗盗汗圣方，但张怀亮认为其病机恰契合了君火与肝肾相火俱旺。方中以黄连清君火，黄芩清雷火，黄柏清龙火，更以生地黄和熟地黄养肝肾之阴以涵龙雷之火，而当归、黄芪二味非必需之药，常根据症状加减之，故而曾名此方为"三黄二地汤",清滋并用,使二火俱得清宁。

4. 君火相火俱衰（桂枝去芍药加附子汤证）

本证不寐表现为伤寒少阴病之脉微细,畏寒怯冷,患者一派阳虚之象,但欲寐,实不成寐,身体着床,却并无睡意,一派纯阴之象。"阳气者,精则养神",阳气不足,心神不得阳气温养,故虽欲寐但不得寐,当予以温振之法。如《伤寒论》第61条所论"下之后,复发汗,昼日烦躁不得眠,夜而安静"之干姜附子汤证。本证君相火俱衰,以桂枝去芍药加附子汤加减治疗之。桂枝甘草汤具温振心阳之效,而相火衰微,增附子以温壮相火,俾二火渐旺,心阳得复,自有春回意暖,睡意渐浓之功。

若具体到用药特色及使用规律上,论治君相火时,张怀亮选药多简而精。君火亢者,最喜用黄连、栀子和朱砂;君火衰者,舍桂枝、甘草;相火亢者,最喜用知、柏、地、芍之类;相火衰者,用桂枝、附子、巴戟天之属。且不寐主要由于心神不宁,耗津伤血,心阴心血不充,火即便得清得温,仍难入睡者,非酸枣仁、龙眼肉不能补之,故临床中常合而用之,即取归脾汤之意。夜交藤、合欢皮、生龙骨、生牡蛎、珍珠母、琥珀等助眠之品,常随症酌加。

二、三焦辨治新论

众所周知,三焦辨证是清代医家吴鞠通创立的主要用于温病的辨治方法,它丰富了中医辨证体系,对后世影响很大。

张怀亮临床善治内科杂证，尤善于三焦辨治，但与吴鞠通的三焦辨证不同，独具创新，理法方药完备，逐渐形成了新的三焦辨治体系，现介绍如下。

（一）还原三焦的本质

"三焦"一词首见于《黄帝内经》，其中关于三焦的论述多达七十余处，后《难经》又发挥补充十几处。至此以后，后世医家关于三焦理论争论不休，众说纷纭，其中主要围绕三焦有形无形、三焦的部位、三焦的功能等论述。张怀亮认为三焦的概念有两种：一是从部位而言，现多称为"部位三焦"，认为三焦并不是一个独立的脏腑器官，而是用以划分人体部位及内脏的特殊概念，有上焦、中焦、下焦之分。二是六腑之一的三焦，又叫"孤腑""大腑"，如张景岳云："然于十二脏之中，惟三焦独大，诸脏无与匹者，故名曰是孤之腑也。"其在经络学说中与手厥阴心包经相表里，为与"部位三焦"区分，称为"六腑三焦"。以下对两种概念分别论述。

1. 部位三焦

（1）《黄帝内经》《难经》中部位三焦的概念有名无实

《灵枢·营卫生会》云："上焦出于胃上口，并咽以上贯膈而布胸中……中焦亦并胃中，出上焦之后，此所受气者，泌糟粕，蒸津液，化其精微，上注于肺脉，乃化而为血，以奉生身……下焦者，别回肠，注于膀胱而渗入焉。"又说："上焦如雾，中焦如沤，下焦如渎。"文中明确提出三焦有上、中、下之分，后世许多医家都认为这是对部位三焦的最早论述。然而，细看这些条文，则进一步指出了三焦的功能与胃肠道密切相关，参与气血的生成，与体内的水液代谢有关，这分明是六腑三焦的功能（下文有论述）。《难经·三十一难》也指出"上焦者，在心下，下膈，在胃上口，主内而不出……中焦者，在胃中脘，不上不下，主腐熟水谷……下焦者，当膀胱上口，主分别清浊，主出而不内，以传道也"。实与《黄帝内经》所论无出左右，表面上看似在说部位三焦，其实仍是在论述六腑三焦，只是将六腑三焦进一步分为上、中、下三部，以对应三焦的"三"字，这也完全合情合理。而真正部位三焦的划分与此出入很大，部位三焦本身只是五脏六腑位置及功能分类的一种方法，恰如《难经》所言应该是"有名而无形"的，因此，笔者大胆推测，或许部位三焦的概念只是后世医家对《黄帝内经》《难经》的误解，不过，也正是这一误解才促使后世医家展开对部位三焦理论的不断研究。

（2）部位三焦的划分实起源于唐代孙思邈

唐代孙思邈在《备急千金要方》中明确提出上焦主"心肺之病"、中焦主"脾胃之病"、下焦主"肝肾之病"，这应该是真正意义上关于部位三焦的最早论述。至此以后，后世医家多遵循之，把心肺、脾胃、肝肾分别归属于上中下三焦。但对肝脏的归属又有争议，有医家认为肝居膈下，应属中焦，如唐代王冰在注解《素问·金匮真言论》时即明确指出"肝为阳脏，位于中焦，以阳居阴，故为阴中之阳也"。现在一般认为，单从解剖位置上看，肝应属中焦，如从脏腑功能而言，肝应属下焦。吴鞠通的三焦辨证即将温病后期一系列有关肝的病证归属于下焦，认为肝肾同属下焦。

尚有争议者，将头面、四肢等亦纳入三焦的部位划分之中。如《中医基础理论》认为：膈以上为上焦，包括心、肺两脏，以及头面部和上肢；膈至脐为中焦，包括脾、胃、肝、胆；脐以下为下焦，包括肾、膀胱、小肠和大肠等。

（3）吴鞠通三焦辨证的理论基础是部位三焦

部位三焦虽然只是在部位上将脏腑分为上、中、下三部，虽然只是"有名而无形"，但这种划分对于临床的辨证、选方用药以及把握疾病的转归等都有非常重要的意义，吴鞠通三焦辨证的理论基础即源于此，并将部位三焦的优势发挥到了极致，如《温病条辨》云："凡温病者，始于上焦，在手太阴。"又云："上焦病不治，则传中焦，胃与脾也；中焦病不治，即传下焦，肝与肾也，始上焦，终下焦。"不仅指出了温病的起始部位，并且明确了疾病的发展转归，与叶天士卫气营血辨证相对应，揭示了温病由上到下的纵向传变方式。其"治上焦如羽（非轻不举），治中焦如衡（非平不安），治下焦如权（非重不沉）"的三焦分而治之的选方用药模式，更是影响深远，远远超出了温病的范畴，已成为后世处方用药的准则。

一般认为，吴鞠通的三焦辨证体系是在众多前人基础上的归纳总结与升华，他宗《黄帝内经》《伤寒论》之意，发扬刘完素之说，师承叶氏之论，博采百家精华而成，并非简单地将病位分为上、中、下三焦，而是巧妙地将六经辨证和卫气营血辨证的内容融于其中，即先以三焦为纲，分上下之浅深，继以六经分脏腑经络之不同，再以卫气营血分表里之次第，形成纵横交错的立体辨证体系。吴鞠通的三焦辨证体系最早用于温病的辨治，随着后世不断发展，已逐渐应用于内伤杂病当中，有一定指导作用。

2. 六腑三焦

（1）六腑三焦是津液和元气运行的通道

《素问·金匮真言论》云："胆、胃、大肠、小肠、膀胱、三焦六腑皆为阳。"《灵枢·本输》云："三焦者，中渎之府也，水道出焉，属膀胱，是孤府。"《素问·灵兰秘典论》亦云："三焦者，决渎之官，水道出焉。"《说文解字》曰："渎，沟也。"明确指出作为六腑的三焦是体内津液运行的通道，《灵枢·本脏》云："肾合三焦膀胱，三焦膀胱者，腠理毫毛其应。"六腑三焦是津液运行的通道，它遍布周身，无处不到，将经胃肠道吸收的津液向全身输布，并参与机体的水液代谢，水液代谢的废物一方面向下输入膀胱，形成小便排出，另一方面向外输送，在体表形成汗液排出。如六腑三焦这一通道受阻，则会诱发诸多疾病，如张景岳所说："上焦不治，则水泛高原，中焦不治，则水留中脘，下焦不治，则扰二便也，三焦气治，则脉络通而水道利，故曰决渎之官。"

《难经·三十八难》指出"所以腑有六者，谓三焦也。有原气之别焉，主持诸气"。《难经·六十六难》亦云："三焦者，原气之别使也，主通行三气，经历五脏六腑。"可见，六腑三焦中运行原气。原气到底是什么呢？原气，又称元气，首见于《难经》。《难经·十四难》云："脉有根本，人有元气。"《难经·三十六难》又云："命门者，诸神精之所舍，原气之所系也，男子以藏精，女子以系胞。"《景岳全书·命门余义》云："命门为元气之根，为水火之宅，五脏之阴气，非此不能滋，五脏之阳气，非此不能发。"可见，元气根于命门，是人体最基本、最重要的气，元气通过六腑三焦循行全身，内而脏腑，外而肌腠，无处不到，元气能促进人体生长发育和生殖，激发和调节各脏腑的生理功能，是人体生命活动的原动力。

此外，《难经·三十一难》云："三焦者，水谷之道路，气之所终始也。"《灵枢·营卫生会》亦有"营出于中焦，卫出于下焦"的论述，可见六腑三焦之中，应该不单纯运行元气这一种气，六腑三焦与胃肠道密切相关，绝不会单纯只转输来自胃肠的津液。人身之气，分先天之气与后天之气，先天者，元气也，后天之气的化生来源于水谷精微及自然界清气，而无论脾胃还是肺，都与六腑三焦有着千丝万缕的联系，所以六腑三焦中怎会单运行元气这一种气呢？然而，"气本一元"也，张怀亮常说，对于中医理论需要弄清，但也不可过分较真，没有临床价值或脱离临床的理论等于空谈。

（2）相火通过六腑三焦运行周身

"相火"一词最早见于《黄帝内经》，是人体非常重要的一种物质，朱丹溪有云"天非此火不能生物，人非此火不能有生"，可见相火对于人体的重要性。然而，自《黄帝内经》之后，历代医家对相火的认识不一。张怀亮临证中非常重视相火，他认为相火是生于命门之火，上寄于心包络，下寄于肾，与君火息息相通，手厥阴心包络与手少阳三焦相表里，相火由心包络而出，循三焦之道通达五脏六腑、四肢百骸，以发挥温煦气化之职。可见六腑三焦亦是相火运行的通道，相火有生理及病理之分，生理之相火"守位禀命""动而中节"，如国之宰相，与君火相互配合，即"君火以明，相火以位"，共同发挥温煦脏腑周身、主持神明的作用。病理之相火则"变化莫测，无时不有""盖表其暴悍酷烈，有甚于君火也"，病理之相火在疾病的发生中发挥着重要作用。倘若相火运行的道路六腑三焦患病，可致相火郁遏，使疾病复杂化。

（3）"三焦气化"的实质

最早提出"三焦气化"一词的是明代医家赵献可，但其认识仅局限于小便的生成和排泄，后张锡纯对此有进一步发挥，提出人生之气化以三焦部位为总纲，云"人之一身，皆气所撑悬也。此气在下焦为元气，在中焦为中气，在上焦为大气"。其实，三焦气化是一个涉及上、中、下三焦，肺、脾、肾等多脏的复杂过程。张怀亮认为，三焦气化对临床有很重要的指导作用，要把握三焦气化的实质，需要明白以下几点：①三焦气化并不单纯指气的代谢，六腑三焦中运行的除气外，尚有相火、津液，凡是在六腑三焦中发生的代谢过程均叫三焦气化。②六腑三焦只是一个通道，是三焦气化的场所，三焦气化有赖于脏腑的参与，每一脏腑都与六腑三焦有密切的联系，离开脏腑，整个气化过程便无法进行，因此，脏腑的功能活动对三焦气化影响很大。③六腑三焦既然是六腑之一，就应该符合六腑"传化物而不藏"的特性，它既然是一个通道，就应该保持畅通无阻。因此，对于六腑三焦而言，保持三焦正常气化的关键是通道的畅通。如《中藏经·论三焦虚实寒热生死顺逆脉证之法》云："三焦总领五脏六腑、营卫经络，内外左右上下之气也；三焦通，则内外左右上下皆通也，其于周身灌体，和内调外，荣左养右，导上宣下，莫大于此者也……三焦之气和，则五脏六腑皆知，逆则皆逆。"

（4）新型三焦辨治的理论基础是六腑三焦

张怀亮新型三焦辨治与吴鞠通的三焦辨证不同。吴鞠通的三焦辨证以部位三焦为理论基础，主要用于温病的辨治，注重邪气的传变及正气的盛衰，通过治疗达到正胜邪去的目的；张怀亮的三焦辨治是以六腑三焦为理论基础，主要用于内伤杂病的辨治，注重六腑三焦通道的畅通及相关脏腑的功能，通过治疗使三焦气化得以正常进行。

张怀亮强调，三焦气化是人体非常重要的生理功能，三焦气化失常可以诱发多种疾病，几乎涉及临床各科，三焦气化失常原因有两种，一种是六腑三焦通道受阻，另一种是相关脏腑功能失常，其中最重要的是第一种，因为六腑三焦是三焦气化的场所。因此，张怀亮的三焦辨治尤其重视六腑三焦的畅通，认为这是三焦气化的关键。

（二）和少阳、祛痰湿、理气血是六腑三焦患病的基本治法

新型的三焦辨治体系强调六腑三焦的畅通，故将疏通六腑三焦作为治疗的核心。如前所述，六腑三焦之中运行的有气、相火及津液，当六腑三焦通道受阻，三者必然都受其害，导致气机郁滞、相火郁遏、痰湿内生，日久影响血分，又会导致血行受阻，气、相火、痰湿、瘀血相互影响，使六腑三焦之通道更加郁阻，疾病也更加难治。因此，要疏通六腑三焦，就必须从以上几个方面着手，和少阳、祛痰湿、理气血是六腑三焦患病的基本治法。以下分别论述。

1. 和少阳是六腑三焦患病的首要治法

六腑三焦患病，为什么要和解少阳？少阳包括足少阳胆和手少阳三焦，这里的三焦是六腑三焦，六腑三焦和胆同属少阳。《素问·阴阳离合论》云："太阳为开，阳明为阖，少阳为枢。"少阳的功能是转输气机，使气机升降出入自如。张怀亮认为，胆附于肝，二者互为表里，共主调节周身之气，而尤以胆为中心。胆属甲木，禀春生之气，启动枢机，敷畅身之阳气，三焦宣布阳气于周身，发挥温煦推动的功用。而六腑三焦既为少阳，也应具转枢气机之功，胆又为"决渎之官"，"决，通也；渎，水道也"，可知其疏通气机、畅达津液的功能。

和解少阳，一方面可以畅达六腑三焦的气机，另一方面可以调理胆的功能。胆与六腑三焦关系密切，一方有病必然影响另外一方，最终两少阳同病。所以从这个意义上来讲，新的三焦辨治可以认为辨的是夹有痰湿、相火、瘀血的少阳病。这一点非常重要，在辨证时可把少阳病、痰湿、瘀血作为新型三焦辨证的关键，仲景所论的辨少阳病的方法在这里同样可用。

和解少阳还可以疏解郁遏之相火。在正常情况下，相火通过少阳枢机敷畅宣达三焦，发挥少火生气的功用，推动和激发机体脏器的活动，同时又奉养君火，调节和宣展情志，完成人体的行为和情志活动。若六腑三焦郁阻，可致相火郁遏，也可诱发一系列疾病，使病情更加复杂。

2. 痰湿与六腑三焦

《素问·经脉别论》云："饮入于胃，游溢精气，上输于脾，脾气散精，上归于肺，通调水道，下输膀胱，水津四布，五经并行，合于四时五脏阴阳，揆度以为常也。"这段文字讲的就是津液在人体生成和代谢的过程，其中六腑三焦是人体津液代谢的重要场所，除此之外，还有赖于胃的受纳、脾的散精、肺的宣肃、肾的蒸腾、膀胱的气化、肝的疏泄等，其中任何一个脏腑出现问题，都有可能导致津液代谢失常，痰湿内生。痰湿作为一种病理产物多停聚于六腑三焦之中，是影响六腑三焦通道畅通的最主要因素，因此，祛痰湿是六腑三焦患病的主要治法。

观当今临床，痰湿为患者多矣，虽痰湿成因不一，但多源于脾胃。现代人多饥饱无常、贪凉饮冷、饮食不洁，常常伤及脾胃，痰湿内生，聚于六腑三焦，而生多种疾病。患者主诉众多，但多有食欲减退、腹胀、便溏或排便不爽、口黏、舌淡红或淡暗、舌体胖大、舌边有齿痕、舌苔厚腻、脉滑等表现。这也是张怀亮创立新型三焦辨治体系的最初动机，正是因为有大量患者的需求，才迫使医者去探索创新。正如东汉时期伤寒大流行，才有张仲景创立六经辨证；明清时期温病大爆发，才有叶天士卫气营血辨证和吴鞠通三焦辨证的创立。

3."痰瘀相关"理论探究

痰指痰湿，瘀即瘀血，痰湿和瘀血关系密切，有因痰致

61

瘀，也有因瘀致痰。因痰致瘀，如明代王肯堂《证治准绳》云："痰积即久，如沟壅遏淹久，则倒流逆上，瘀浊臭秽无所不有。"明代虞抟《医学正传》亦云："津液稠黏，为痰为饮，积久渗入脉中，血为之浊。"因瘀致痰，如仲景云："血不利则为水也。"清代医家唐容川在《血证论》亦云："血积既久，亦能化为痰水。"六腑三焦之中的痰湿，日久必然影响血脉的运行，形成瘀血，因此在治疗六腑三焦患病时活血也非常重要。

对于"痰瘀相关"理论，可能有学者疑惑，津液在六腑三焦中运行，所生成的痰湿也应在六腑三焦之中，而血在血脉中运行，津液和血各行其道，怎么会相互影响而致痰湿夹瘀呢？一方面津血同源，如《灵枢·痈疽》云："津液和调，变化而赤为血。"《灵枢·邪客》亦云："营气者，泌其津液，注之入于脉，化以为血。"血乃津液与营气所化，平时又相互补充，故《灵枢·营卫生会》云："夺血者无汗，夺汗者无血。"这种与生俱来的关系自然导致二者相互影响。另一方面津液与血液的运行，均有赖于气的推动作用，气本一也，假如六腑三焦中气机郁滞，血脉中的气怎么会不受影响呢？然而，六腑三焦和血脉毕竟是两个不同的通道，相互影响总要有个过程。临床痰湿患者，初期可见舌质偏淡，舌体可胖大，需过一段时间舌质才慢慢变暗，大概是痰湿日久才会影响血分吧，因此张怀亮临床应用新型三焦辨治体系治疗疾病，有许多不用活血药的病例，叶天士有云"久病入络"，大概是新病还未入络吧。

（三）宣达饮是新型三焦辨证体系的核心方

如上所述，和少阳、祛痰湿、理气血是六腑三焦患病的基本治法，据此张怀亮自拟一方，取名宣达饮，宣者宣发，达者条达，意在使气、血、津液的运行顺畅无阻。该方的药物组成：柴胡、黄芩、半夏、陈皮、枳实、竹茹、茯苓、当归、丹参、炙甘草、生姜、大枣。方由小柴胡汤、温胆汤、活络效灵丹加减而成，具体分析如下。

1. 和少阳、宣相火、调津液的小柴胡汤

小柴胡汤为《伤寒论》中和解少阳之主方，有疏利三焦、沟通上下、和畅气机之功，备受历代医家所推崇。张怀亮临证擅用小柴胡汤，且遵仲景"但见一证便是，不必悉具"之旨，用于诸多病证，灵活化裁，常获良效。张怀亮认为，小柴胡汤不仅能和解少阳，还能宣畅少阳相火，治疗六腑三焦的相火郁遏。另外，小柴胡汤还能调节人体的津液代谢，如仲景所云，服小柴胡汤后"上焦得通，津液得下，胃气得和，身濈然汗出而解"。小柴胡汤之所以具上述功效，关键在于柴胡、黄芩二药。柴胡苦辛微寒，入少阳经，具升发之力，可透达内外，《本草经解》言"柴胡轻清，升达胆气，胆气调达，则十一从之宣化"。张锡纯谓："柴胡禀少阳生发之气，为足少阳主药而兼治足厥阴。肝气不舒畅者，此能舒之；胆火甚炽盛者，此能散之。黄芩又善入肝胆清热，治少阳寒热往来，兼能调气。无论何脏腑，其气郁而作热者，皆能宣通之。"二药相伍，既可清胆腑之热，又能疏泄肝胆，从而收到宣通三

焦、畅达少阳之效。半夏性味辛温苦燥，取其散结之力，解半表半里之邪，与柴胡相配，一寒一热，开散通泄并行，使三焦气机升降转输通畅。方中甘草、大枣、生姜伍以人参，甘温补中鼓舞胃气，以助少阳转输。六腑三焦郁阻，往往有化热倾向，又恐人参助痰湿之邪，故宣达饮中常去人参。

2. 温胆汤是治疗三焦痰湿的主方

温胆汤自诞生以来多有衍化，但临床上最常用之温胆汤出自《三因极一病证方论》，书中云本方"治大病后虚烦不得眠，此胆寒故也，此药主之。又治惊悸"。温胆汤是治疗足少阳胆郁痰扰的名方，方中并无温胆之药，而以温胆名方者，张秉成在《成方便读》中释之为"亦以胆胃甲木，常欲其得春气温和之意耳"。本方与六腑三焦关系密切，如叶天士在《外感温热篇》云："再论气病有不传血分，而邪留三焦，亦如伤寒中少阳病也，彼则和解表里之半，此则分消上下之势，随证变法，如近时之杏、朴、苓等类或如温胆汤之走泄。"叶氏所论邪留三焦的"气病"，指的是外感温病中属于湿热类性质的温病，抛开温病而言，也可以理解为痰湿与相火郁闭于六腑三焦引起的病证。从叶氏所论还可以看出，温胆汤和小柴胡汤似乎有某种对应关系，两方均可治少阳病，一方重在和解少阳、调畅枢机，一方则上下分消、祛痰化湿。张怀亮将两方合用可使六腑三焦畅通，独具匠心。

3. 活络效灵丹是活血良方

活络效灵丹是张锡纯创制的名方，《医学衷中参西录》云：

"治气血凝滞，痃癖癥瘕，心腹疼痛，腿疼臂疼，内外疮疡，一切脏腑积聚，经络湮瘀。"张怀亮常说活络效灵丹是活血良方。张锡纯云："乳香、没药并用为宣通脏腑流通经络之要药，故凡心胃、胁腹、肢体、关节诸疼痛皆能治之。"当归为生血活血之主药，而又能宣通气分，使气血各有所归，故名当归，其力能升能降，内润脏腑，外达肌表。丹参既能养血又能活血，《妇人明理论》云："一味丹参散，功同四物汤。"综上，四药合用，能治一切气滞血瘀之证，其中乳香、没药活血力度较猛，当归、丹参相对缓和。考虑到痰湿患者多脾胃虚弱，恐乳香、没药走窜力度太大伤及脾胃，故常去之，宣达饮中仅留当归、丹参两味，活血而不伤正。

（四）再辨脏腑功能，重在加减变化

1. 新型三焦辨治体系辨证的两个步骤

张怀亮强调，新型的三焦辨治体系辨证包括两个步骤：第一步是辨六腑三焦的畅通与否，以少阳病、痰湿、相火、气滞、瘀血为辨证点，其中又以少阳病和痰湿最为重要，常为辨证的突破点，由此确立和少阳、祛痰湿、理气血的治疗大法，以宣达饮加减；第二步是辨脏腑功能，其实就是进一步查找引起六腑三焦郁阻的原因，定位于某脏某腑，据此来加减用药，方能达到标本兼治的目的。

2. 三焦气化的两个系统

六腑三焦与其他脏腑关系密切，凌耀星教授曾提出三焦

有两个系统：一是以肺脾肾为中心的三焦气化系统，负责水谷、精气、津液的生化敷布以及代谢产物的排泄，其功能关系到全身脏腑组织，如三焦气化失常，津液停滞，则为湿浊、痰饮、水肿；二是以心肝肾为中心的三焦相火系统，相火根于命门，运行于三焦之中，与心之君火相互配合，发挥"君火以明，相火以位"之功用，而肝主疏泄，肾主闭藏，疏泄得宜，闭藏有道，相火才能禀命守位，发挥少火生气之功。两个系统均以肾为本，而肾又是阴阳水火之脏，体现阴阳水火互根互用，互制互化，故两个系统常相互影响。凌耀星教授的论述确有一定道理，将三焦分为两个系统的思路更清晰，更便于理解和辨证，从中也可以看出三焦与脏腑的密切关系。但张怀亮认为，相火也参与三焦气化，并发挥重要作用，如将两个系统命名为"以肺脾肾为中心的津液代谢系统"和"以心肝肾为中心的三焦相火系统"更为合适，两系统共同组成三焦气化系统，这是新型三焦辨治体系的核心。

3. 宣达饮的加减变化

张怀亮临证应用宣达饮时很少用原方，大多进行加减变化。如无瘀血表现者去当归、丹参；瘀血较重者，加制乳香、制没药；气虚者加生黄芪；肝血虚者加白芍、熟地黄；脾气虚者加党参、炒白术；脾胃虚寒者加干姜；相火旺者加黄柏、熟地黄；肝肾阴虚者加熟地黄、山萸肉、枸杞子；气血不足、心神不宁者去竹茹，加人参、熟地黄、五味子、炒酸枣仁、远志；汗多者，去柴胡加川楝子以防升散太过。以上只是举例，张怀亮常说证有千变万化，方亦应有千变万化，唯有方与证合，才能取得理想效果。

三、抑郁症的临床诊治经验

抑郁症多表现为广泛的精神、情感、躯体行为方面的障碍与痛苦，以心境低落为主，中医学将其纳入"郁证"的范畴。其病机常以肝气郁结为核心，多数医家从肝而论，认为七情所伤是抑郁症的病因，肝气郁滞是抑郁症发病的始动环节，郁久伤及五脏，兼有郁火、痰湿、瘀血，日久阴伤、血虚、气耗、阳伤，虚实夹杂。目前中医界对于抑郁症病机的认识存在较大分歧，有以肝郁为主，有以脑神被扰立论，有以中焦为主，有以肾精为根本，以上这些观点从不同侧面解释了抑郁症不同阶段的病理机制。

张怀亮基于《伤寒论》中"伤寒五六日，中风，往来寒热，胸胁苦满，默默不欲饮食，心烦喜呕……小柴胡汤主之"的论述，明确指出少阳病可有神志、行为和消化道的症状，抑郁症也常见胸胁苦满、默默不欲饮食、心烦喜呕等表现，提示抑郁症和少阳枢机之间有密切联系。而少阳内寄相火，相火作为人体重要的阳气，在情感的发生中起着重要作用，相火不足可造成情感发生障碍，说明相火与抑郁症的发生密切相关，以下就从少阳和相火入手阐述抑郁症的病机。

（一）相火在人体运动和情志发生中的作用

1. 相火生理为人身之动气

人禀阳气而生，阳生阴长则形神乃备，相火属生理之火，在人身为生发之根、温煦之源，机体生生不息的功能活动之所系。在正常情况下，相火动中见静，游行于三焦，守位禀命，有平调人体阴阳，温煦脏腑气化的作用。朱丹溪曰："其所以恒于动，皆相火之为也……人非此火不能有生。"少火生气，相火促进和激发着周身脏器和组织器官的活动。脑髓得之则神明有主，能视能听；心得之则循行血液，脏腑得养，能言能动，说明相火是推动脏腑功能的原动力。

2. 君相配合，调节情志

神是阳气充盛最直接、最集中的体现，精神情绪以及形体功能的变化与神息息相关。心为少阴君火之脏，人的各种生命活动均有赖于血脉的滋养和心阳对血脉的推动作用，心阳能鼓舞人的精神活动，使人精神振奋，神采奕奕，思维敏捷。《灵枢·邪客》曰："心者，五脏六腑之大主，精神之所舍也。"故神之主在心。同时心为神明之脏，《素问·灵兰秘典论》曰："心者，君主之官，神明出焉。"《灵枢·本神》曰："所以任物者谓之心"。张景岳言："轻清而光焰于上者，火之明也；重实而温蓄于下者，火之位也。明即位之神，无明则神用无由以著；位即明之本，无位则光焰何从以生，故君火之变化于无穷，总赖此相火之栽根于地。"说明相火与君火彼此相互依存，相互协调，而君火处于主导地位，为人体生命活动的主宰，相火虽处从属之位，但职司全身之功能活动，是君火功能的根基，在精神活动中，两者亦相互影响。

3. 相火输布，在于枢机

相火寄于肝肾二部，根于肾，生于命门，命火是相火之体，相火为命火之用，然必借少阳之疏泄，才能释放于三焦，循行于机体内外。《素问·阴阳离合论》曰："太阳为开，阳明为阖，少阳为枢。"少阳的功能是转输气机，使气机升降出入自如。少阳又包括足少阳胆和手少阳三焦，胆附于肝，二者互为表里，共主调节周身之气，而尤以胆为中心。胆属甲木，禀春生之气，启动枢机，敷畅身之阳气，宣布三焦煦及周身，发挥温煦推动的功用。《难经》曰："三焦者水谷之道路，气之所终始也。"三焦主持诸气，决渎水道，游行相火，为脏腑气化之场所。两者相通共同运转气机，构成机体内外、表里之门户，启枢运阳，以调节相火的输布。

在正常情况下，相火动中见静，藏于下焦，通过枢机的敷畅宣达三焦，发挥少火生气的功用，推动和激发机体脏器的活动；同时又奉养君火，调节情志，完成人体的行为和情志活动，诚如《素问·生气通天论》所言："阳气者，精则养神，柔则养筋。"

（二）相火输布失常是抑郁症发病的基础

1. 相火与抑郁症发病的关系

相火源于命门，散布脏腑，中节而动，在生理状态下对身体是无害的。张怀亮认为情志失调，所欲不遂，郁怒不解或忧愁所伤，导致五脏气机不和，肝失疏泄，胆失条达，枢机不运，则阳气内聚，壅而不散，相火不足，不能发挥其少火生气，推动和激发机体脏器活动的作用；"气有余便是火"，郁遏日久，则失其位或失其平，表现为失位之火、亢盛之火，游越三焦，旁涉脏腑，变症百出；相火失位则君火不明，木病及子则胆心同病，临床中表现出情绪、认知和行为的异常。

抑郁症是一种精神状态低落和生理活力降低的疾病，主要表现为心境低落、兴趣和愉快感丧失、劳累感增加和活动减少。抑郁症诊断标准将该病临床特点概括为以闷闷不乐、对日常生活丧失兴趣、无愉快感为主的情感障碍，多不伴焦虑、烦躁，以精力减退、思考能力下降、神疲乏力、行为懒散为主的思维和运动迟缓，同时可兼腹胀纳呆、面色灰滞、失眠、早醒或嗜睡等表现。张怀亮认为这些症状绝大部分与相火输布失常有关。另有患者伴心烦急躁，坐卧不宁，西医学称其为"激越性抑郁症"，与少阳郁遏、胆火上炎有关。

2. 证候分类

根据抑郁症发病机制和临床表现的不同，张怀亮将其分为胆火上炎，少阳郁遏、相火失宣，以及相火不足三大类。

（1）胆火上炎

临床多表现为头痛头晕、失眠多梦、焦虑、嘈杂吞酸、懒动嗜卧、易激惹、心烦多怒，同时多伴有耳鸣、口苦咽干、胸胁苦满、舌红苔黄、脉弦等症状。情志失调，所欲不遂，致肝气失疏，胆失条达，少阳鼓动无力，枢机闭塞，则相火内郁不伸，遂成病理之火。胆火内盛，失其中正之性，则情绪不宁、焦虑、易激惹；胆火循经上走，扰动心神，则心烦、失眠多梦；胆热木郁，克脾犯胃，胃纳呆滞，则嘈杂吞酸；少阳经脉循走胸胁，左右互用，为三焦水火气机升降之道路，今枢机不运，相火内郁不伸，则胸胁苦满；李东垣谓"相火，下焦包络之火元气之贼也，火与元气不两立，一胜一负"，相火失位，亢盛暴烈，壮火食气，则懒动嗜卧；少阳禀风木之气，胆火内盛，风火相煽上犯清窍，则头痛头晕、耳鸣。若少阳郁闭日久，三焦水道不通，津留成湿，湿聚成痰，痰火互结，扰乱心神，则可加重失眠多梦、懒动嗜卧、易激惹、急躁、心烦、易怒等精神、躯体方面的症状。此证初起因少阳气滞，胆郁化火上炎，日久母病及子，病由胆及心，并因三焦不畅，可夹痰火之邪。

辨证要点：除一般抑郁症常见的兴趣丧失、行为懒散等症状外，常伴失眠多梦、焦虑、心烦易怒、胸胁苦满、口苦，而尤以急躁、心烦、口苦、脉弦为关键。

（2）少阳郁遏、相火失宣

临床多表现为情绪低落，心情沮丧，思维迟钝，记忆力减退，疲乏无力，清晨或上午加重，手足厥冷，胸胁苦满，口苦，脉弦等症状。

相火内郁不伸，不能助养心气，神机失用，则情绪低落、精神萎靡、心情沮丧。《素问·生气通天论》曰："阳气者，一日而主外，平旦阳气生，日中而阳气隆，日西而阳气已虚，气门乃闭。"清晨是人体阳气由潜闭内敛转为外发隆盛之时，既要借助肝阳肝气疏泄发散，又要依赖少阳相火的温煦长养，若胆失条达，少阳鼓动无力，得时当旺而不旺，不能正常疏泄，则有精神抑郁、思维迟钝、疲倦无力等症状。诸症清晨或上午加重，至暮则气机内敛，机体负担减轻，其症或可缓解。阳气不宣，疏泄无权，则神疲乏力、思维迟缓。胸胁苦满、口苦、脉弦仍是胆火内郁之象。

辨证要点：既有心情沮丧、思维迟钝、疲乏无力、上午加重等心阳心气不足、脑神失温失养的表现，又有胸胁苦满、口苦、脉弦之阳气不宣、胆火内郁的症状。

（3）相火不足

临床多表现为神疲乏力，情绪低落，兴趣减退，反应迟钝，两目昏花，听力下降，纳差，失眠多梦，善悲易恐，畏寒肢冷，女性性感缺失和闭经，男性阳痿，舌淡嫩，脉迟弱等。

少火不能生气，则精力不足、神疲乏力。相火不足，失于温煦，心神失养，则出现情绪低落、兴趣丧失、忧郁不乐。《灵枢·海论》曰："髓海不足，则脑转耳鸣，胫酸眩冒，目无所见，懈怠安卧。"相火不足，不能养髓，髓海不充，则出现思维迟钝、记忆力减退、两目昏花、听力下降；心阳不足，失其固摄镇守之职，神不守舍，则失眠、早醒、多梦、善悲易恐。脾土需要先天相火温煦推动，相火不足则脾土不暖、纳呆不欲食。相火为元气之使，为气血运行之原动力，相火失于温煦，气血运行不畅，四肢气血失养，则手足厥冷；女性性感缺失和闭经、男性阳痿俱是相火不充之证。

辨证要点：神疲乏力、情绪低落、善悲易恐、畏寒肢冷、舌淡嫩、脉迟弱等虚寒之象。《诸病源候论》提出的"肝气不足，则病目不明，两胁拘急，筋挛……爪甲枯，面青，善悲恐，如人将捕之"，以及张锡纯提出的"左脉不起"亦可在辨证时参考。

总之，张怀亮认为抑郁症病位在少阳，由情志所伤、肝失疏泄所致，相火输布失常是发病的基础，又因脏腑相连，母病及子，而易形成胆心合病。病机为胆火上炎，或少阳郁遏、相火失宣，或相火不足，致心肾不能协调、肝之疏泄不利。一方面影响气机，加重了相火不足，使心胆阳虚、气虚，脑神失养，精神抑制或减弱，表现为活动减少，思维缓慢，情绪低落；另一方面影响其他脏腑功能，造成痰浊阻滞，痰蒙神窍，加重了脑神紊乱，引发抑郁症的诸多症状。

（三）宣畅少阳相火是治疗抑郁症的原则

张怀亮指出，抑郁症病位在少阳，由于相火输布失常所致，遵"木郁达之，火郁发之"之旨，治疗应以疏达郁滞为中心，恢复少阳转枢之功，使三焦通畅，相火得以布散。

1. 宣畅少阳相火首选柴胡

小柴胡汤可和解枢机、疏利肝胆，为宣畅少阳之主方，具备通达阴阳表里、调理出入升降之功，正合此旨。张怀亮认为小柴胡汤之所以具有上述功效，关键在于柴胡、黄芩二药。柴胡苦辛微寒，入少阳经，具升发之力，可透达内外。《本草经解》云："柴胡轻清，升达胆气，胆气调达，则十一从之宣化。"张锡纯谓："柴胡禀少阳生发之气，为足少阳主药而兼治足厥阴。肝气不舒畅者，此能舒之；胆火甚炽盛者，此能散之。黄芩又善入肝胆清热，治少阳寒热往来，兼能调气，无论何脏腑，其气郁而作热者，皆能宣通之。"二药相伍，既可清胆腑之热，又能疏泄肝胆气郁，从而收到宣通三焦，畅达少阳之效。半夏性味辛温苦燥，取其开结之力，解半表半里之邪，与柴胡相配，一寒一热，开散通泄并行，使三焦气机升降转输通畅。方中甘草、大枣、生姜配伍人参，甘温补中，鼓舞胃气，以助少阳输转。张怀亮还认为"脾胃与神志相关"在抑郁症的发病中占重要地位，抑郁症的诸多病理因素的产生与中焦脾胃气机升降失调密切相关，因此重视调理脾胃气机对抑郁症的治疗作用。小柴胡汤全方和解枢机，升发少阳之气，通达表里，则五脏安和，气血调畅，是不迹其形，而独治其因，使郁开气活。

2. 分证治疗

（1）胆火上炎证

张怀亮治疗此证常以清泄少阳、透郁达邪为治法，方选小柴胡汤加牡丹皮、郁金、栀子、百合。取丹栀逍遥散之意，以牡丹皮、郁金解郁清心，透血分之伏热；以栀子之苦寒降泻之性，清泻三焦火邪。若伴有嘈杂吞酸，是胆热木郁、克脾犯胃之证，可在上方基础上加左金丸以清肝和胃，方中辛苦并用，使肝气条达，郁结得开。若伴有胆怯易惊、虚烦不宁、苔黄腻、脉弦滑或数，是痰火互结、扰乱心神之证，可在上方基础上加温胆汤，即取柴芩温胆汤之意。以小柴胡汤清泄少阳，以温胆汤清胆化痰。

（2）少阳郁遏、相火失宣证

张怀亮以开宣枢机、透郁达邪、养心宁神为治法，方选小柴胡汤加安神定志丸。是为相火内郁，阳气不宣，心脑神机失温失养之证，因此治疗中既要开宣少阳枢机，敷畅相火，又要补益心脑之气，安神定志，则枢机开阖有权，心神得守，君火以明，形神得调。

（3）相火不足证

张怀亮以温助相火、疏解肝郁为治法，方选小柴胡汤合桂枝甘草汤加减。另外随症加入远志、石菖蒲、人参、茯苓，可重用人参补五脏、益元气、安精神、定魂魄，以茯苓补心益脑，石菖蒲、远志豁痰、开窍醒神、振心阳、益智慧，全方温振心阳、宁神定志，使少阳相火振奋，复其少火生气之职。唯其宣畅枢机、疏达郁结之力尚不足，故取原方合小柴胡汤去黄芩，以疏达少阳，两方合用温助相火、疏肝解郁、豁痰开窍、养脑醒神，相火之体用即复，敷布正常则生机充沛、形神俱备。

（四）结语

抑郁症是一种精神状态低落和生理活力降低的疾病，张怀亮认为其病位在少阳，病变可涉及心、肝、肾、脾、胃，但始终以少阳胆为中心；他脏的功能活动、清升浊降、表里出入均基于胆气生发、枢机转运之职的正常。"凡脏腑十二经之气化，皆必借肝胆之气化以鼓舞之，始能调畅而不为病"。相火输布失常是抑郁症发病的基础和根本。据其发病机制和临床表现可分为胆火上炎，少阳郁遏、相火失宣和相火不足，三者正邪虚实有所不同。遵"木郁达之，火郁发之"之旨，治疗中应以疏达郁滞为关键，取小柴胡汤和解枢机、宣畅少阳，作为治疗抑郁症的主方，并根据正气强弱、邪气深浅随症加减，或直泻其邪，或寒热并用，或补泻兼施。

四、中风病证临床诊治经验

中风病自古以来就是中医学中很重要的一部分，也是历代医家备受关注、深入研究的病种。早可追溯至《黄帝内经》《伤寒杂病论》，现代的中医脑病学，其中不乏著书立说者，对中风病的内涵、病因病机及辨证论治不断丰富完善，为后学者提供了指导。

唐宋以前多以"内虚邪中"立论，因而在治疗上多以疏风祛邪、补益正气为主，唐宋以后尤其是金元时代，众多医家对中风病的病因有了新的认识，多以"内风"立论，是中风病研究发展的转折点和突破点。金元以来，多数医家均认为中风病病位在脑，以肝肾阴虚为病理基础，病因为积损正衰、饮食不节、情志所伤、气虚邪中等。基本病机概括为虚（阴虚、气虚）、火（肝火、心火）、风（肝风、外风）、痰（风痰、湿痰）、气（气逆）、血（血瘀）六端，以肝肾阴虚为本，相互影响。病性为本虚标实，上实下虚。急性期以风、火、痰、瘀等标实为主,恢复期及后遗症期以气虚血瘀、肝肾阴虚为多,也有气血不足、阳气亏虚之证。痰瘀互结贯穿于中风病各个阶段。

中风病对应的西医病种主要为脑血管病,包括脑梗死、脑出血、蛛网膜下腔出血等。近年来脑血管病发病率逐年升高,且伴有高致残(死)率、高复发率,给社会和家庭造成了沉重的负担。张怀亮师从国内著名中风病专家李秀林教授,加上自己数十年精研勤学和临床实践,终有所成。现将张怀亮治疗中风病经验总结如下。

(一)中西并重,辨证与辨病相结合

任何一门科学或理论的发展都不是封闭的,更不能一成不变,都必须注意汲取其他科学之长,与时俱进,才能丰富与发展自己,中医学也不例外。张怀亮指出,医学发展至今天,单纯的中医已经不能满足现代人对医疗的需求,首先作为一名合格的中医临床大夫,至少要有一流的中医学知识、二流的西医学知识、三流的心理学知识,这样才能做好基本的临床工作。在新的医疗形势下,脑血管病作为常见病种,在治疗时更应该提倡中西医结合,西为中用。比如对于中风病患者,首先需利用头颅 CT 鉴别出血性中风与缺血性中风,因为两者治疗原则截然不同。因此要充分应用现代诊疗技术,明确诊断,才能明确具体病位、预后及转归等。其次要将中医辨证与西医辨病相结合,中西医并用可以使治疗针对性更强。因为疗效是唯一的评判标准,辨病对了,辨证是否准确,也要靠治疗后的实际效果来验证。比如脑梗死,中医辨证有风痰阻络、气虚血瘀、阴虚风动等不同证型，各证用药差异很大，如果仅辨病而不辨证，就会进入"对号入座"的误区，犯教条主义的错误，影响疗效。

（二）中风病的气血津液辨证法

在李秀林教授总结出的"治疗中风病用药十法"的基础上，张怀亮认为辨气血津液对中风病治疗至关重要，于是结合气血津液理论，取类比象，以自然界风的形成机制，揭示了中风病发病的实质以及正邪诸因素相互为患的致病机制，形成了自己独特的辨证诊疗思路。

正常情况下，人体内气血流动如环无端，气血津液周流全身，津血载气环周不息。气为阳，津血为阴，阴平阳秘则精神乃治，各种原因使气血津液失衡均可导致体内病理产物的生成，临床表现出虚寡强弱等体内气机的改变，日久由量变引起质变，内风善行数变，上犯脑窍而发为中风病。

1. 辨气

（1）阳热风动

气属阳，主乎动，若七情过极，心肝火旺；或饮食不节，起居失常，致阴虚火旺；或因气滞邪郁，化热生火，均可致机体阳热亢盛，达到一定程度则生风致病。因热盛阳亢的成因、部位及程度不同，临床表现也有所不同，此时当具体问题具体分析，个体化治疗；当然也有共同的临床特征如头目胀痛、目赤、口干口苦、大便干结、舌质红，脉数等。治疗以急者治其标、缓者治其本为原则，滋阴、潜阳、息风为治法。可选用天麻钩藤饮或镇肝息风汤，并随症加减，如因情志过极，气郁化火者，酌情加入郁金、合欢皮、栀子等。

（2）气虚生风

气主温煦、推动、固摄，气虚则津液运行不畅，血液运行涩滞或游于脉外。临床上常可导致血行瘀滞，痰浊水湿内生，或血溢脉外成为离经之血。痰瘀湿浊在体内构成邪实，与正气虚同为病理因素，二者相互抗争，终可导致中风的发生。临床多见肢体麻木、无力，伴有乏力、流涎、舌暗苔腻等症。治疗则谨守病机，活血化瘀、除湿通络与益气扶正并举。

2. 辨血

（1）血瘀生风

体内气血津液或虚或实均可影响血液的运行，最终形成瘀血，瘀血实邪可使气之流动失常，久之则变生内风，发为中风病。临床病情多急重，表现为头部剧烈疼痛，固定不移，唇舌青紫等。可依据头颅 CT 鉴别出血性中风与缺血性中风，前者为血溢脉外，后者为血行瘀滞，但二者皆有瘀。然其治疗则截然不同。出血性中风病情多危重，常法多以止血为主，而活血化瘀法医生则多畏而不用。张怀亮认为，临床中少量脑出血患者采取内科保守治疗时，在急性出血稳定 24 小时后，可考虑以"和血宁血"为法，此时的离经之血，宜去而不宜留，若一味止血，则脉络堵塞，血不能行，新血不生，不但易造成较严重的后遗症，而且易引起再次出血，此如鲧之治水，堵之溢；禹之治水，疏之畅也。张怀亮临床常用小剂量当归、丹参、白芍以和之。此外，张怀亮指出，急性期切勿使用水蛭、三棱等破血之品，以防加重出血。

缺血性中风早期当以化瘀通脉为主，在西医溶栓治疗的同时，以活血化瘀为法，治瘀则遵《黄帝内经》"寒则泣不能流，温则消而去之"的理论，运用活血化瘀与温阳通络之品配伍，从而达到瘀去络通的目的。另外，化瘀的同时，适当佐以理气之品，前人有"气行则血行，气滞则血瘀"之说，这是提高疗效不可忽视的重要一环。张怀亮认为不待疾病的恢复期即可选用通络之品，此时遵叶天士"攻坚垒，佐以辛香"之意，常酌情加入虫类药物以搜逐血络中瘀滞，如全蝎、地龙等。肢体活动受限较重者，可合活络效灵丹，患者因气味不能耐受者，可弃其中没药而不用。此外，血不利则为水，血瘀当急化，但需谨防水饮的生成，助痰为患。故无论出血性中风还是缺血性中风，急性期皆宜利水逐饮，后期待病情平稳，则可选用益气活血、养血润脉之法，药用当归、川芎、黄芪、桃仁、红花等。

（2）血虚生风

中风为本虚标实之病，临床治疗除了活血化瘀、豁痰通络、滋阴潜阳之法外，还需顾护其本。张怀亮拓宽了"治风先治血，血行风自灭"的内涵及临床应用，主张"养血润脉"治疗中风。"治风先治血，血行风自灭"一语出自宋·陈自明的《妇人大全良方》，原文为"医风先医血，血行风自灭"，主要用于妇人血虚受风发为偏枯。张怀亮认为此句既可为血虚感受外风的治疗准则，亦可指导因血虚生内风致病的临床治疗。

3. 辨津

（1）津停生风

生理状态下，脾主升清，肺布散津液，以三焦为通道，随着气的升降出入，布散周身，环流不息。随着生活水平的提高，"肥贵人"日益增多，针对落后的饮食观念，张怀亮根据《黄帝内经》"膏粱之变，足生大丁"的理论，认为现代人饮食不节，嗜食肥腻，以酒为浆，损伤脾胃，脏腑气血失常可影响津液的转运输布排泄，致水湿痰饮等病理产物生成，进而影响气机循环而生风致病。临床中常见体胖、喜食肥甘厚味、痰多、口黏、多涎、鼻鼾、嗜睡、舌边有齿痕、苔腻、脉滑等。治疗时常采用豁痰化浊、温阳化饮之法，方取柴芩温胆汤、自拟十味温胆汤、苓桂术甘汤、真武汤加减。

（2）津亏生风

随着社会的发展，精神生活的日益丰富以及工作压力的增大，现代人多熬夜加班，耗损阴津，加之嗜食辛辣，日久阴耗津亏。这些因素一方面本身即可导致风动，另一方面可致津血运行涩滞而化痰生瘀成为中风之本。此时当治病求本，治以增液行舟、豁痰息风之法，常用生地黄、葛根、何首乌、桃仁、杏仁等。若为老年人兼有便秘者，可合增液汤，或酌加肉苁蓉、补骨脂，加大桃仁用量，切不可盲目应用大量大黄、番泻叶等攻下之品。

（三）中风病分期辨治原则

1. 急性期以治痰瘀为主

从病因上看，张怀亮认为中风病患者多先有伏痰存在。先贤云"肥人多中风"，肥人之所以多中风，多由于其素体气虚而多痰。然而，当今临床瘦人中风者屡见不鲜，张怀亮认为此等偏瘦之人患中风，多为阴虚风动夹痰。中风之病，多在中年之后而发，因为人至中年，脏腑气血衰弱，元气逐渐不足，每致痰浊内生。如肺主布津液，肺气虚弱，则水津通调输布失常，而停聚成痰；脾主运化水液，脾气虚弱，中阳不振，运化不利，则水湿不行，可化为痰；或嗜酒肉肥甘多湿之品，则湿聚不化，也可化成痰；肾主蒸化水液，肾阳不足，则蒸化无力，水气不化可聚而上泛，演变为痰；肾阴不足，或肝肾阴虚，阴虚生热或肝郁化火，火热上炎，火热不仅可以生风、伤阴、动血，而且可以煎熬津液而生痰。

从病机看，张怀亮认为中风病多由平素脏腑亏虚，气血阴阳失调，加上某些诱因而发，风、火、痰、虚、瘀等因素交错为患，而形成中风各证。单纯风、火或虚，虽可致昏仆，但尚难构成持续性的半身不遂各症，尚需痰或瘀等有形物质参与才能形成。

从证候看，中风多以突然昏仆不省人事、口眼㖞斜、语言不利、半身不遂为主症。患者突然晕厥、神志不清，多见呕吐痰涎或喉间有痰声。痰是中风致病因素之一，古人有"中风不治痰"之说，是因痰必因病而生，非病因痰而致也，故

《黄帝内经》之不言痰者，正以痰非病之本，乃病之标耳。诚然，痰必因病而生，然痰又是致病因素之一，是一种病理产物，是由外感或内伤使脏腑气血功能失常，影响津液的正常敷布而产生的。但痰产生之后可随气流行，外而筋脉，内而脏腑，上下左右无处不到，影响机体脏腑气血的运行和气机升降，又总是作为一种致病因素与原始病因共同参与机体病理过程。

张怀亮认为中风病有痰者多，故必须治痰为先，或痰瘀同治。中风之证，卒中昏仆，喉间痰鸣，要给予治痰，有明显痰声或卒中之后半身不遂诸症亦要治痰。在治痰中尚需注意以下几点：①与痰阻脉络不同，痰阻气道，喉间痰鸣，可降气除痰以治其标，以导痰汤或涤痰汤为主。若久而不愈或体质素虚，则可针对其生痰之因而治其本，抑或标本兼治，以异功散、六君子汤为主。但痰阻脉络而闭塞脉道者，必须直攻其痰，脉道始得通畅，气血才能流通，半身不遂才能得以恢复，这有如瘀血闭阻脉道，瘀不去则脉道不通一样，《明医杂著》指出"若中风偏瘫麻木证之痰必用南星、半夏也"。②痰瘀同治。张怀亮指出，中风之证痰瘀往往并存。中风多痰正如上述，其有瘀者为缺血性中风，脉络闭塞，气血不通，固然有痰，而出血性中风属血证，血证则往往有瘀血，唐容川《血证论》指出"既是离经之血，虽清血鲜血，亦是瘀血"。所以痰瘀同治效果更佳。张怀亮在临床常以温胆汤、小柴胡汤、活络效灵丹治疗，其余则随证立法，如血热凉血、火甚泻火、血虚养血、气虚补气、健脾固肾等。

2.恢复期以补脾肾为主

中风病恢复期的治疗,张怀亮主张补脾肾以固根本。他强调中风恢复期诸虚表现不必悉具,无实证便可视为虚证,均可予以培补脾肾治疗。临床根据辨证予以补肾、补脾、脾肾双补。盖因人过中年,机体日趋衰弱,精血耗竭而致肝肾亏虚,正如叶天士所云"高年肾阳肝阴先亏"。脾肾亏虚是中风病高发人群的病理特点。张怀亮补肾喜用六味地黄汤为底方,阴中之阳虚者加菟丝子、巴戟天,阴血不足者加当归、白芍、枸杞子。补脾喜用四君子汤为底方,偏中阳不足者加干姜、桂枝,夹有胃阴不足加石斛、玉竹、麦芽,偏于气虚者重用黄芪,治疗中风病恢复期患者黄芪常用 120 ～ 240g,疗效甚佳。张怀亮指出中风病恢复期虽然以补虚为主,但不能忘记通络,因"虚损之处必为藏邪之所",所谓"独处藏奸",故在培补脾肾的同时,常常加小剂量全蝎、蜈蚣为佐药,不但有搜剔通络之力,还可引领诸补药各至其经,使不壅滞。

（四）重视针灸治疗

张怀亮在中风病的治疗中很重视针药并用,强调针刺治疗在中风病恢复中有不可替代的作用。现将张怀亮针灸治疗中风病经验介绍如下。

1.风痰瘀阻型

症状:肢体偏瘫、活动不利,手足麻木,言语不利,口角㖞斜、口角流涎,或伴有头晕恶心、肢体拘挛,口中黏腻,口干口苦，舌质暗红，苔白腻，脉弦滑。

治疗：疏通经络，息风化痰。

主穴：曲池、手三里、外关、脾俞、肝俞、中脘、丰隆、肩髃、合谷、髀关、伏兔、足三里、阳陵泉、三阴交、解溪、太冲。

配穴：口眼㖞斜者加地仓、颊车、太阳、下关、内庭、牵正；吞咽困难或舌强语謇者加风池、哑门、廉泉、通里。

2. 阴虚风动型

症状：半身不遂，舌强语謇，肢体麻木，平素头晕耳鸣、腰膝酸软，心烦失眠，舌质红，苔薄白，脉弦细数。

治法：滋阴潜阳，息风通络。

主穴：合谷、曲池、外关、肩髃、足三里、阳陵泉、三阴交、解溪、太溪。

配穴：口眼㖞斜者加地仓、颊车、攒竹、下关、巨髎；吞咽困难或舌强语謇者加风池、哑门、廉泉、金津、玉液。

3. 气虚血瘀型

症状：肢体麻木无力，活动不利，气短懒言，面色淡白，舌质淡红，苔薄白，脉细弱或弦细。

治法：益气活血，疏通经络。

主穴：内关、合谷、曲池、肩髃、梁丘、血海、中脘、足三里、阳陵泉、三阴交。

配穴：口眼㖞斜者加地仓、颊车、攒竹、下关；吞咽困难或舌强语謇者加廉泉、哑门、金津、玉液。

4.痰蒙清窍型

症状：神志不清，半身不遂，口噤项强，呼吸急促，喉间痰鸣，舌质暗红，苔黄腻或白腻，脉弦数或滑数。

治法：醒神开窍，化痰通络。

主穴：百会、四神聪、水沟、素髎、十宣、大椎、太冲、丰隆、合谷、外关、足三里、涌泉。

配穴：闭证者多用泻法，脱证者多配合灸气海、关元、神阙、足三里等。

除上述辨证取穴外，中风病急性期多为阳证，因此初期宜取上下肢阳经穴为主，又阳明为多气多血之经，故以阳明经穴为主，阳明经气血通畅，肢体功能易于恢复；病变后期或半身不遂迁延日久者，患侧肢体容易出现筋肉萎缩或强直拘紧，宜取上下肢阴经穴为主，也可配合手足阳明经的穴位，目的在于调和经脉，疏通气血。依据病情，痉挛性瘫痪以阴经穴为主，配合 1～2 个与之相表里的阳经穴；弛缓性瘫痪以阳经穴为主，配合 1～2 个与之相表里的阴经穴。如此阴阳穴位相配，从阴引阳，从阳引阴，阴中求阳，阳中求阴，可较迅速地促使气血流通，恢复瘫痪肢体功能。初病、邪实者用泻法；久病、正虚者用补法。

（五）重视预防，强调治未病思想

早在《千金要方》中孙思邈就提出"上医，医未病之病，中医，医欲病之病，下医，医已病之病"，尤其适用于中风病。从西医学角度来看中风病是可以预防的。因此，张怀亮积极推进中风病的中医药预防治疗，认为相当一部分中风病患者在发病之前有先兆症状的发作，即中风先兆，在此时及时治疗，很大程度可以避免出现偏瘫等致残症状。除此之外，无症状中风仅表现为影像学的改变，即现代临床上常见到的静息性脑梗死和无症状性脑出血，其性质介于中风先兆与中风病之间，但仍属于中风病的范畴，应及早进行中医药的干预治疗。张怀亮在临床治疗及健康宣教中积极推广中风病的危险因素筛查和先兆症状识别，建议通过借助现代仪器来弥补中医四诊的不足，较早地发现病情，未病先防，防微杜渐，这也符合中医的治未病思想。

五、眩晕的临床诊治经验

眩晕是一种跨学科、跨专业的临床综合征，涉及神经内科、耳鼻喉科、骨科、心理科等诸多领域，因其发病原因的复杂性，在诊治方面给临床医师带来了许多困惑。中医诊治眩晕历史悠久，疗效显著，张怀亮在总结前人的经验基础上，经过多年临证，摸索出了独具特色的眩晕诊疗方法，现总结于下。

（一）诊治眩晕的思路问题

中医学治疗疾病的方法论基础是整体观和辨证法，是逻辑思维和形象思维的统一，注重对人体生理功能和病理现象进行整体、动态的把握，强调脏腑经络的普遍联系和疾病过程的能动转化。总结起来治疗眩晕应该遵循以下四个原则：

去粗取精，去伪存真；注重整体，兼顾局部；治在三阴，各有侧重；遣方用药，善守达变。

1. 眩晕辨证首分真假

张怀亮强调眩晕有真假之别。西医学认为，凡眩晕伴有视物旋转或自身不稳者为真性眩晕，余皆为假性眩晕。真性眩晕多实，为风、火、痰、瘀上扰清窍所致；假性眩晕多虚，因气血阴阳不足，清窍失养而发病。治疗时真性眩晕多从标治，息风化痰活血而治其实，待风减、痰化、血畅而治其本；假性眩晕从本治，补益气血阴阳而治其虚。

2. 运用灵活的思维详加辨证

张怀亮指出，临床施治之成败很大程度上取决于辨证和思维方法的正确与否，必须认真采集病史，善于区分眩晕病病机主次，详加辨证，由表及里，去伪存真。采集病史包括患者年龄、病程长短、诱发因素、基础疾病、眩晕发作特点及伴随症状、眩晕加重和缓解因素等。眩晕患者虽然都以自身或外周物体的旋转感或不稳感为主要表现，但其伴随症状是复杂多样的，要善于仔细分析，不但要重视眩晕的阳性症状，更要重视阴性症状。阳性症状是在辨证过程中有定性、定位特征的症状。阴性症状是在临床辨证过程中应有而未有，且具有定性特征的症状。如眩晕伴有胸闷、善太息，无口苦、口渴、口黏、目赤、耳鸣、舌红、苔腻、脉滑数等，此辨证为肝气郁滞，但后述症状具有定性的意义，因排除了肝火上扰、肝胆湿热，对证候的鉴别具有重要意义，故属阴性症状，临证不容忽视。

3. 协调局部与整体的关系

张怀亮指出，人是一个有机的整体。在疾病发生时，常出现全身症状和局部症状，眩晕病位在头，但由于五脏六腑皆通过经络与头部相连，五脏六腑之气血皆上注于头目，所以眩晕不仅是头部的病变，而且与五脏六腑的关系极为密切。在辨证治疗时，应注意从整体出发，或益气养血，或升发清阳，或补肾填精。但眩晕是多种因素作用于脑窍，引起脑窍失于荣养的结果，在整体治疗的同时也应注意局部的调整。比如阴虚阳亢之眩晕，常因风阳上扰清窍而发生，其治疗需配潜阳息风、清利头目之药；气血不足、脑失所养导致的眩晕，在补养气血的同时，需加用葛根、升麻之属以引气血上行，充养脑髓。此即局部和整体的兼顾。

4. 恰当运用补肾、调肝、理脾之法

张怀亮指出眩晕的发生和肝、脾、肾三脏功能失调关系密切，同样表现为眩晕，病机之侧重点各有不同，或单一而发，或复而同存，临证时应根据脏腑之生理病理关系详加辨证。治疗上在抓主要矛盾的同时，适当配合应用补肾、调肝、理脾之法，正如叶天士所说"缓肝之急以息风，滋肾之液以驱热""补脾之中必宜疏肝，肝气条达不致郁而克土，疏肝即所以补脾也"。这体现了中医五脏相关的整体观念，是治疗眩晕时不可忽视的因素。

5. 临证治疗应善守达变

守者，守法；变者，变通。张怀亮指出任何一种疾病都是一个动态发展的、不断变化的过程，因此中医诊治疾病也就是守方与变方相结合的过程。证不变，法亦不变，法不变则方不改；证变则法随证转，方从法出，更改用方。眩晕病情有轻重之别，发病有快慢之分，但多数是以虚证为主要表现的慢性病，其治疗非一朝一夕所能获效，要善于守法，不要急于求成。

眩晕往往具有多病因、多病机的特点，病因有脏腑之异，病机有主次之分。临证时要抓疾病之主要矛盾即主要病机进行治疗，若主要病机消失而次要病机变为疾病的主要矛盾时，则应随证更方。张怀亮曾治一眩晕伴有肢体麻木的患者，用益气聪明汤后眩晕消失，而肢麻不减，转投补阳还五汤而愈，因此治疗眩晕应当灵活掌握"三而不下，必更其道"之法。

6. 运用多种方法综合治疗

张怀亮认为中西医学各有所长，应当衷中参西，综合运用多种方法治疗眩晕。如耳石症头晕发作的患者，复位治疗的效果可谓立竿见影，但中医在改善患者体质、减少耳石症复发方面的作用不可替代。对于持续性姿势-知觉性头晕患者，仅使用药物治疗而不进行心理疏导，常常达不到满意的效果。张怀亮曾治疗一患者，头晕半年余，日常生活不受影响，做了很多检查未见明显异常。诊毕处方，填写年龄时患者回复 73 岁。张怀亮受此启发，直言相告"你身体条件这么好，背负如此沉重的包袱，害病不应该"。患者若有所思，下次就诊时说："你说的话让我明白了许多，你开的药我并没有服用，已经好了十之七八。"民间俗语"七十三、八十四，阎王爷不叫自己去"，该患者到了此年龄，有对生的渴望，对死的恐惧，内心矛盾交织而引起心理疾病。张怀亮一言点醒梦中人，让其放下包袱，舒缓压力，轻装前行，因此不用药也能取效。

（二）眩晕的辨证分型

《素问·调经论》曰："人有精气津液，四肢九窍，五脏十六部，三百六十五节，乃生百病，百病之生，皆有虚实。"眩晕辨证亦重在虚实两端。《素问·通评虚实论》指出"邪气盛则实，精气夺则虚"。实指风、火、痰、瘀之有余，虚则指气、血、阴、阳之不足。头面诸窍，乃清空之地，六阳经脉之所聚，不能离开气血津液之濡养，更不耐风、火、痰、瘀之侵袭，虚实之证不能截然分开，常常表现为虚实夹杂，或以虚为主，虚中夹实，或以实为主，实中带虚，用药当遵"勿虚虚，勿实实，补不足而损有余"之训，随证治之。

1. 实证

（1）风热上扰型

盖头为"诸阳之会""清阳之府"，又为髓之所聚，凡五脏精华之血、六腑清阳之气皆上注于头，气血充足，阴阳升降如常则头脑清晰。倘六淫之邪外袭，上犯巅顶，邪气羁留，阻抑清阳，则头脑眩晕不清。六邪之中又以风邪为最多见，因为"伤于风者，上先受之""高颠之上，惟风可到"。大凡外感所致眩晕多发病急骤，持续时间较短，多由起居不慎，感受风热之邪，上犯于头，清阳受蒙所致。正如《症因脉治》云："或风木司政，风热大作；或体虚不谨，外受风邪。风主乎阳，风热为患，则令人掉眩。"或因素体肝经有热，复感风邪，风属阳而主动，与肝经之邪内外相合上扰清窍而发眩晕。此型轻症可见头胀神昏，并伴见咳嗽、身热、口渴，或汗出溱溱、脉浮数等风热外感的症状，治当以疏风散邪、清利头目为法，方选桑菊饮加减，可加蔓荆子以增强清利头目之功；此型重症则见头晕胀，视物旋转，甚则恶心呕吐，伴有身热、汗出、咳嗽、烦渴等风热表证，或见目赤肿痛，羞明多泪，两鬓胀痛，治当疏利风邪、清热平肝，方选谷精汤（张磊教授治头痛方）加减，具体药物为谷精草、密蒙花、青葙子、黄芩、夏枯草、桑叶、菊花、薄荷、决明子，恶寒头痛者去桑叶，加川芎、荆芥、防风，肝经风热胜者加大谷精草、青葙子、密蒙花的用量，仙鹤草用量宜大，可用至60g。

（2）痰浊中阻型

《素问·脉要精微论》云："夫五脏者，身之强也……头者，精明之府。"五脏六腑之精气必上升于头，头目诸窍才可发挥正常生理功能。若饮食不节，嗜食肥甘，损伤脾胃，或忧思劳倦伤脾，或肝气郁结，横逆克脾，健运失司，以致脾不化精反化湿，水湿内停，聚湿生痰，痰浊内留，阻滞清阳，清阳不升，浊阴不降，清窍失养则发为眩晕。故朱丹溪认为"此证属痰者多，盖无痰不能作眩也"，提出"治痰为先"的主张。若湿土生痰，痰生热，热生风，则痰夹风火上扰清窍，眩晕更甚。临床症见头晕沉重，晨起尤甚，胸闷恶心，甚则呕吐痰涎，口黏腻或渴而不欲饮，舌苔白腻，脉滑。治当遵叶天士"治痰须健中，息风可缓晕"之训，方用半夏白术天麻汤。《医学心悟》谓："有湿痰壅遏……非天麻、半夏不能除是也。"另外，本证可向三方面发展：一是痰浊中阻日久不化，则易郁而化热，《丹溪心法》云："无痰则不作眩，痰因火动，又有湿痰，有火痰者。"症可见头重如蒙，头目胀痛，胸闷恶心，纳差心烦，小便黄赤，舌质红，苔黄腻，脉弦滑而数，方选半夏白术天麻汤去白术合黄连温胆汤以健脾化痰泄热。二是痰浊阻滞少阳，少阳气机不利而出现以眩晕、口苦、脉弦为主者，则用柴芩温胆汤治之。三是痰浊为有形之邪，易壅遏气机，阻滞脉道，血行凝涩，反化为瘀，故在治疗时当化痰活血并重，方选涤痰汤去人参加当归、丹参、赤芍、僵蚕。脾为生痰之源，故治疗时应注意健脾，是截断生痰之源的治本之法。诚如张景岳所云："善治痰者，唯使痰之不生，方是补天之手。"

（3）饮遏清阳型

《素问·经脉别论》云："饮入于胃，游溢精气，上输于脾，脾气散精，上归于肺，通调水道，下输膀胱，水精四布，五经并行。"若上述脏腑之功能失调，水饮内停，上犯清阳，可见眩晕。《金匮要略》曰"心下有支饮，其人苦冒眩，泽泻汤主之。"临床上常见患者头目昏沉如在云雾中，或见双眼懒睁，身困乏力，面部可见水环、水色、水斑，其舌肥大，质厚而宽，苔多水滑，或白腻，脉象或沉或弦，或沉弦共见，皆为水饮之象。治当渗利水邪，兼益脾气，方选泽泻汤。张怀亮常引清代名医林礼丰语解释泽泻汤，"泽泻气味甘寒，生于水中，得水阴之气，而能制水；一茎直上，能从下而上，同气相求，领水饮之气以下走。又恐水气下而复上，故用白术之甘温，崇土制水以堵之，如治水者必筑堤防之意"。水饮即去，阳气得通，眩晕自止。张怀亮还强调有因脾阳虚弱，饮停心下而眩晕者，可见心下逆满，气上冲胸，水饮既阻于中，清阳失其上升之路，故可见头晕，动则尤甚之症。治疗此类眩晕之法与上述泽泻汤证治法略异，方选苓桂术甘汤。肾阳虚水泛者，方选真武汤，临床可随症加减。头目眩晕甚者加泽泻；咳嗽呕吐稀涎者加生姜、半夏、陈皮；水饮上冲，干呕头痛者加吴茱萸。

（4）肝火上扰型

张怀亮指出，肝为风木之脏，体阴而用阳，主升主动，喜条达而恶抑郁，内藏相火。若遇事恼怒，暴怒伤肝，肝升太过，或所愿不遂，肝气郁结，气有余便是火，气郁日久而化火生风，风借火势，火助风威，风火相煽，上扰清窍，头目失养而发眩晕。《素问·至真要大论》云："诸风掉眩，皆属于肝。"又云："厥阴之胜，耳鸣头眩，愦愦欲吐。"《素问·六元正纪大论》云："木郁之发，甚则耳鸣旋转。"临床症见头晕、头胀、口苦、心烦、急躁易怒、失眠多梦、大便燥结、小便赤、舌红苔黄、脉弦数，常伴见胸闷、善太息等肝气郁结症状，治当清肝泻火，方选龙胆泻肝汤加减。若肝火较盛者，遵"实则泻其子"之旨，加黄连以助泻火之力。头晕加代赭石、钩藤、菊花、蔓荆子。在治疗时应注意以下四点：一是本型多由郁怒伤肝而化火，由于气有余便是火，气降火即降，故在治疗中应注意选用降气之药，如枳实、紫菀、紫苏子、枇杷叶等，亦有清金制木之意；二是气滞可致血瘀，火旺炼津为痰，病程日久者应结合化痰开瘀之法，药可选丝瓜络、竹茹、僵蚕、丹参、赤芍等；三是火盛易伤阴，阴伤则火愈旺，故在苦寒泻火时应不忘甘寒养阴之法，药可选沙参、麦冬、石斛、玉竹等；四是治疗本型时多选苦寒之药以直折火势，然苦寒之药最易伤脾败胃，脾胃气伤则化源告竭，可使本证转变为虚实夹杂之候而迁延难愈，所以在临证时应注意调护中焦脾胃。

2. 虚证

（1）肾精不足型

肾为先天之本，主藏精生髓，髓充于骨而汇于脑，若先天不足，或年老体衰，或久病伤肾，均可使肾精亏耗，不能生髓，髓海不足，上下俱虚而发生眩晕。正如《灵枢·海论》所说："髓海不足，则脑转耳鸣，胫酸眩冒，目无所见，懈怠安卧。"临床常见头目眩晕，伴有空豁感，腰膝酸软，神疲，耳鸣，齿松，脱发等症状，舌质淡红或淡嫩，苔白，脉沉涩或细弱。治当益精填髓、补肾定眩，方可选左归丸，可酌情加入白芍、桑寄生、杜仲、益智仁等，晕甚加天麻，耳鸣者加磁石、木贼草，阴虚内热者加生地黄、玄参、地骨皮，阳虚畏寒者加桂枝、附子，或用右归。临床要注意：一是房劳伤肾，对肾精不足、脑髓失充型眩晕者来说，在治疗的同时应适当节制房事；二是"精贵而易亏难实"，此类患者往往取效较慢，治疗不能急于求成，要持之以恒，善于守方；三是本证型可转变为阴阳失调型，肾精渐衰，阴精不化气，阳气亦亏虚，阴阳本一气，阳为阴之主，阴为阳之源，阴阳原本相守而不相离，若阴阳失调则阴不制阳，虚阳上扰清窍而发头晕目眩，阴不涵阳，阳气外越则阵发性烘热，阳不固阴则汗出，还可见到心烦、腰酸、口干、畏寒、舌淡红苔少、脉弦细数等阴阳失调的症状，更年期之眩晕患者多见此型。治疗上以"燮理阴阳"为治法，选方六味地黄汤合二仙汤加减。临证时张怀亮常于前方加生龙骨、生牡蛎重镇潜阳；善悲欲哭合甘麦大枣汤；心烦失眠加柏子仁、酸枣仁；情绪低落，倦怠乏力加党参、黄芪。

（2）气血两虚型

头为诸阳之会，清窍有赖清气之灌注，气血之滋养，以发挥正常的功能。若久病不愈，耗伤气血；或失血之后，虚而不复，气随血耗；或忧思劳倦，饮食不节，损伤脾胃；或先天禀赋不足，或年老阳气虚衰，而致脾胃虚弱。脾胃虚弱，后天之本受损，不能运化水谷以生气血，气血乏源，致气血两虚。《证治汇补·眩晕》云："血为气配，气之所丽，以血为荣，凡吐衄崩漏，产后亡阴，肝家不能收摄荣气，使诸血失道妄行，此眩晕生于血虚也。"《症因脉治》补充道："又有焦心劳累，忧愁郁结，心脾伤而不能生血为眩晕者。"《景岳全书·眩运》更明确地指出"原病之由有气虚者，乃清气不能上升，或汗多亡阳而致，当升阳补气；有血虚者，乃因亡血过多，阳无所附而然，当益阴补血，此皆不足之证也"。临床多症见眩晕，劳则益甚，眩晕多数情况下较轻，但持续存在，休息后有所好转，面色不华，神疲懒言，或见心悸少寐，纳差便溏，舌体淡胖，苔薄白，脉沉细弱或细涩。治当养心健脾，补益气血，方选归脾汤或八珍汤加减。临床上也可见到气血亏虚伴有自觉发热、心烦、自汗者，不可用苦寒之品泻火，以甘寒泻其火，以酸味收其散气，以甘温补其中气，可在归脾汤的基础上酌加知母、生地黄、麦冬、五味子等。

（3）清阳不升型

脾主升清，若脾胃亏虚，失其升发之能，清阳无以上达头面，则上气不足，脑为之不满，耳为之苦鸣，头为之苦倾，目为之眩。此型患者大多因劳倦过多，形气衰少，或因饮食失节，饥饱失宜，或因年老体弱、大病初愈、久病失养等引起脾胃亏虚，清阳之气不能上荣于脑，而发头晕。多见于素体血压偏低、体位性低血压或颅压低的患者。常见症状有头晕目眩，不欲睁眼，面色无华，神疲乏力，呼吸气短，劳则加重，劳累、久立、久行后发作或加重，平躺、休息后减轻或缓解，或伴耳鸣、口干等，还可见情绪低落，甚则悲伤欲哭，因气血乃神化生的物质基础，"气为神之母"，气足则神旺，气虚则神衰。舌多淡红或淡白，少苔。中医学认为舌苔乃胃气蒸发谷气上承舌面而致，与脾胃运化功能相应。此苔少非因于阴虚，乃因脾胃气虚，不能蒸腾谷气于上所致，待服药后正气得复，清阳得升，则由少苔，逐渐变为薄白之苔。其脉象不一，出现缓脉者，多因气虚推动无力，气不行血所致。

《素问·阴阳应象大论》："血实宜决之，气虚宜掣引之。"《杂病证治准绳·眩晕》："有气虚者，乃清阳之气不能上升，或汗多亡阳所致，当升阳补气。"该型眩晕病机核心在于气虚清阳不升，治当益气升阳为主，临证需要注意：①若有脾虚之症或中气下陷者选用补中益气汤加减。②脾胃亏虚，不仅可有清阳不升，常因运化不及而生湿蕴热，此时可选用升阳益胃汤加减，以黄连、泽泻除其湿热。③若无脾虚之见证或兼有肝肾相火妄动者，首推益气聪明汤，因补气升阳之品易于引动肝肾相火，益气聪明汤在补气升阳之时加用黄柏清泻肾中相火，白芍涵敛肝中相火。④若气虚偏在心肺，兼有心慌、气短、胸闷等宗气不足之征，则选用升陷汤加减，以大补宗气，升阳举陷，发挥其走息道而行呼吸，贯心脉而行血气之能。⑤先贤有云"下元不足者，需防提脱"。柴胡、升麻等用量宜小，且常佐以补益肝肾之品，如熟地黄、山萸肉等，以精气双补。《景岳全书·眩晕》中说："头眩虽属上虚，然不能无涉于下。盖上虚者，阳中之阳虚也；下虚者，阴中之阳虚也。阳中之阳虚者，宜治其气，如四君子汤、归脾汤、补中益气汤……阴中之阳虚者，宜补其精，如左归饮、右归饮、四物汤之类是也。然伐下者必枯其上，滋苗者必灌其根。所以凡治上虚者，犹当以兼补气血为最，如大补元煎、十全大补汤诸补阴补阳等剂，俱当酌宜用之。"

（4）阴虚阳亢型

《素问·生气通天论》曰："凡阴阳之要，阳密乃固，两者不和，若春无秋，若冬无夏，因而和之，是谓圣度。故阳强不能密，阴气乃绝，阴平阳秘，精神乃治，阴阳离决，精气乃绝。"这些都强调阴阳互为根本、互相制约是维持机体正常生理功能活动的关键。若平素五志过极，皆能化火，日久耗伤肝肾之阴，或先天不足，或久病伤肾，或房事不节，阴精亏耗过甚，均可使肝肾阴亏，木失涵养，风阳上扰，而至眩晕，《临证指南医案·眩晕》曰："水亏不能涵木，厥阴风火鼓动，烦劳阳升，病斯作矣。"临床可见眩晕脑涨、耳鸣、头痛，遇烦劳、恼怒则症状加重，或失眠健忘、腰膝酸软、舌质红、苔薄少、脉弦细数。治宜滋阴潜阳，息风定眩，方选杞菊地黄丸合天麻钩藤饮加减。若阴虚内热较明显者可用镇肝息风汤。临床应注意：①此型患者眩晕表现多较重，不仅有肝阳上亢、风阳上扰的症状，还兼见腰膝酸软、遗精健忘等肝肾阴虚的表现，若继续发展多能演变为中风，所以应予以高度重视，及时进行治疗。②若平素有痰者，阴亏不能涵阳，阳气独亢，化而为风，常夹痰上泛，发为头晕头昏、恶心欲呕、腰膝酸软等下虚上实之疾，使病机更为复杂。

（5）气阴不足型

素体禀赋不足，或久病失调，或劳欲过度，致使阴精亏耗，《黄帝内经》云："气归精，精归化……精化为气。"阴精亏损，化气减少，气亦不足；或所愿不遂，忧思恚怒，火自内生，壮火食气，火热之邪耗气伤津，导致机体气阴不足，气虚则清阳不升，阴虚则津不上达，髓海失充，清窍失养，发为眩晕之病。症见头晕目眩，劳累后加重，少气，神疲懒言，口干，失眠健忘，舌淡红，脉弱。以益气养阴为治法，方选魏长春先生的补脑汤（黄精、玉竹、川芎、草决明），黄精补中益气、填精髓、止眩晕，玉竹能通能补，决明子柔肝益精、清头目、散风热，川芎引药上行、行气开郁，尚可加入西洋参、蔓荆子、仙鹤草等以增强止眩之功。

（6）心阳不足型

《素问·生气通天论》曰："阳气者，精则养神，柔则养筋。"《素问·六节藏象论》曰："心者，生之本，神之变也，其华在面，其充在血脉，为阳中之太阳。"《血证论》曰："心为火脏，烛照万物。"若阳气虚损，心阳不足，则无以鼓动血脉，血脉运行不利则无以上达元神之府，脑失所养故头晕。本型常见于中老年患者，患者或以先天禀赋不足，阳气本虚；或大病初愈，久病失养，调养失慎而致；或多思多虑，劳心过度，心神暗耗久则心阳虚损；或不知持满，劳欲过度，肾阳不足，久则累及心阳，则心阳不足；或误治失治，过用汗法，汗为心之液，汗多亡阳等，皆可以损伤心阳而引起眩晕。常见症状有头目眩晕，面色无华，恶寒怕冷，劳则加重，午时头晕加重，能热不能寒，或伴有心悸、胸闷、心痛，舌质暗红，苔薄白，脉沉细或结代。治当宗王冰"益火之源，以消阴翳"之旨，补益心阳，温通血脉，方选桂枝甘草汤。桂枝甘草汤乃补益心阳之主方，辛甘相合，补阳化气，助阳而不燥，药简力专而效宏。临证之时以下几点尤当详审：①若恶寒怕冷较为明显，则酌加附子以温阳，若脉沉迟，则加人参、黄芪，血脉瘀阻者，可合用活血化瘀之品，如丹参、延胡索、三七粉等，若心神烦乱，夜难安寐者，参用酸枣仁汤等以治其标，天麻、甘菊花、生龙骨、生牡蛎等平肝疏肝之品，择其一二味随症加减。②本病以眩晕为突出特点，临证之际，要与心悸、胸痹等仔细甄别，以免误诊。

（7）肾阳不足型

本型患者多由于禀赋不足，房事不节，或大病初愈，失于调摄，或误治失治，汗不得法，伤及肾阳，肾阳亏虚，不能温养脾土，无以御风，而发为眩晕。常见症状有头晕目眩，站立不稳，食欲不振，大便溏，腰膝酸软，夜尿多或小便不利，晨泻，恶寒怕冷，舌质淡，苔薄白，脉沉细。治以温阳暖土息风，方选《外台秘要》白术附子汤（白术、炮附子、炙甘草、桂心）。临证之际，尤要注意本证之本在于肾阳亏虚，故治当求本，温补肾阳，但温补肾阳药大多温热刚燥，容易化燥伤阴，故要注意既补肾阳，兼护肾阴。

（三）总结

张怀亮强调：眩晕一证，病位在脑，因气血阴精亏虚，或痰浊水饮阻滞，或肝阳化风，上扰清空，导致眩晕，病变脏腑以肝脾肾为主，三者之中又以肝为重点，同时影响脑，使脑窍的功能失常而成眩晕。致病因素以内伤为主，但也不可忽视外感因素，素有眩晕者再感受外邪而眩晕更甚，只从内伤辨治，非但眩晕未能治愈，反致闭门留寇，适得其反。《黄帝内经》云："必伏其所主，而先其所因。"首先做到审证求因，辨证论治。在分析疾病时，一定要弄清虚实，或以虚为主，虚中夹实，或以实为主，实中有虚，勿犯"实实虚虚"之误；其次，严格区分有邪与无邪，治疗时祛邪而不伤正。眩晕患者除必要的药物治疗外，也应注意情志及饮食起居的调理，如孙思邈所说"勿使悲欢极，常令饮食匀""怒多偏伤气，思多大损神"。合理的饮食，稳定的情绪，科学的起居，也是眩晕患者康复的重要条件。

（四）辨治眩晕的个人见解

中医学对眩晕的认识历史悠久，《黄帝内经》中论述眩晕的病机有 10 余种，《伤寒杂病论》中涉及眩晕的条文有 34 条，其中对水饮致眩的论述开后世之先河，朱丹溪提出"无痰不作眩"，张景岳认为"无虚不作眩"，刘完素倡风火致眩，虞抟倡瘀血致眩，叶天士在《温热论》中言"湿与温合，蒸郁而蒙蔽于上，清窍为之壅塞，浊邪害清也"，为湿热致眩提供了理论依据。历代医家根据自己的临床实践，从不同角度论述眩晕的病因病机，也从另一个侧面反映了眩晕病因病机的复杂性与多样性。张怀亮从事眩晕诊疗工作多年，依据对少阳三焦的认识和个人的临床实践，提出了"三焦郁阻致眩"，有别于传统的从脏腑论治眩晕，认为眩晕最常见的病理因素是痰湿，恶心呕吐即为眩晕患者的痰湿表现，最常见证型是三焦郁阻型，使用最多的方剂为宣达饮。

《中藏经》曰："三焦者，人之三元之气也，号曰中清之腑。总领五脏六腑，荣卫经络，内外左右上下之气也。三焦通，则内外左右上下皆通也。其于周身灌体，和内调外，荣左养右，导上宣下，莫大于此者也。"三焦有通行诸气、运行水液、游行相火之功能，三焦气化失常可以诱发多种疾病，涉及临床各科。三焦气化失常原因有二：一是六腑三焦通道受阻，二是相关脏腑功能失常。其中最重要的是第一种，因为六腑三焦是三焦气化的场所，场所不行气化便无从谈起。因此，张怀亮的三焦辨治尤其重视六腑三焦的畅通，认为六腑三焦的通畅是三焦气化的关键。若三焦不畅，枢机失运，气化失常，则运行之水、火、气、血不循其道，而生风、痰、瘀、热等病理产物，上犯清窍，发为眩晕。临床症见眩晕发作之时伴视物旋转，站立不稳，如坐舟车，恶心，呕吐痰涎，口苦咽干，脉弦滑。视物旋转、站立不稳为风邪振摇之象，恶心、呕吐痰涎或胃内容物为痰饮之征，口苦咽干为内有郁热之象，而在眩晕的治疗上应用活血化瘀药物常获效，说明瘀血为眩晕的致病因素之一。针对三焦郁阻的眩晕患者，张怀亮自拟一方，取名宣达饮，宣者宣发，达者条达，意在使气、血、津液的运行顺畅无阻。该方的药物组成有柴胡、黄芩、半夏、陈皮、枳实、竹茹、茯苓、当归、丹参、炙甘草。方由小柴胡汤、温胆汤、活络效灵丹合方加减而成，具有和少阳、祛痰湿、理气血的功效。临证时，首辨六腑三焦的畅通与否，以少阳、痰湿、相火、气滞、瘀血为辨证要点，其中又以少阳和痰湿最为重要，常为辨证的突破点；次辨脏腑功能，查找引起六腑三焦郁阻的原因，定位于某脏某腑，据此来加减用药，以标本兼治。

六、头痛的临床诊治经验

头痛一病首见于《黄帝内经》，也是脑病科的常见病。辨治头痛当分外感与内伤，且以内伤头痛为多见。外感头痛病因病机有风热上扰、风寒袭络、风湿蒙窍、暑犯清阳；内伤头痛病因病机有沉寒痼冷、瘀血阻络、肝火上炎、风痰瘀阻、痰浊闭窍、气血亏虚或夹火上攻、阴虚阳亢等或相互兼夹，以及内热外寒相交致病。诊治用药方面，张怀亮十分推崇叶天士的论述，如《临证指南医案·头痛》曰："阳虚浊邪阻塞，气血瘀痹而为头痛者，用虫蚁搜逐血络，宣通阳气为主。如火风变动，与暑风邪气上郁而为头痛者，用鲜荷叶、苦丁茶、蔓荆子、山栀等辛散轻清为主；如阴虚阳越而为头痛者，有仲景复脉汤、甘麦大枣法，加胶芍牡蛎镇摄益虚，和阴息风为主。如厥阴风木上犯，兼内风而为头痛者，有首乌、柏子仁、甘菊、生芍、杞子等息肝风滋肾液为主。"张怀亮在继承先贤的基础上，结合自己多年的心得体会，总结出治头痛十四法，分述如下以飨同道。

（一）疏风散寒法

正所谓"伤于风者，上先受之，高颠之上，唯风可到"，外感头痛多以感受风邪为主，兼有寒邪者为风寒头痛，寒主收引，凝滞气机，脉络不通则痛，表现为头痛连及项背，有拘急紧缩感，或伴见恶风、发热恶寒，脉浮紧。治当疏风散寒止痛，方以川芎茶调散加减。今人多喜食辛辣，若兼有寒湿困表，内有蕴热者合九味羌活汤加减。

（二）疏风清热法

若风邪夹热，上攻头目，清窍被扰，则表现为头痛如胀欲裂，口干口渴，或伴见发热、恶风，或便秘溲赤，舌红苔薄黄，脉浮数。治当以疏风清热止痛，方以芎芷石膏汤加减，若兼夹湿邪者，可加羌活。若有头痛缠绵不已，时作时止，平素头部畏寒怕风，外出则必厚裹头面，遇风寒、冷水加重，痛势剧烈，伴心烦懊憹者，此类多属内有郁热化火所致。因其体内素有郁热，阻遏营卫之道，则腠理毛窍敞开，风寒之邪因而客之，束其内火，火邪不得宣散，闭逆而为痛。治以清热泻火，佐以辛凉散表，方用自拟解郁清空汤，具体药物为柴胡、黄芩、生石膏、酒大黄、苦丁茶、连翘、菊花、薄荷、白芷、细辛、生地黄。若痛势较剧，为久痛入络，血脉涩滞，需重用川芎、三棱、莪术；若头痛经久不愈，加蜈蚣、全蝎，以增强搜风通络之效。若素体脾胃虚弱，加炒白术健脾和胃，以绝凉药败胃之虞。

（三）祛风胜湿法

此以外湿为主，久住湿地、阴雨湿蒸、冒雾涉水等邪从外侵，风邪夹湿，胶着于脑窍，头痛缠绵，首重如裹，昏沉不清，伴见纳呆呕恶、口中黏腻，或舌苔白腻，脉濡滑者。治当祛风、胜湿、止痛，方以羌活胜湿汤或九味羌活汤加减。若兼有胸闷脘痞、恶心呕吐明显者可加半夏、茯苓、苍术、生姜等燥湿止呕；若以风寒夹湿为主者，方以藿香正气散加减，解表化湿止痛。

（四）清暑泄热法

"暑为夏月之热病"，暑为阳邪，其性炎热、升散，易袭阳位，夏月天暑下迫，地湿上蒸，故而暑病多夹湿，暑湿蒙蔽清窍，则头痛、头昏重不适、身热口渴或渴不甚，治宜清暑泄热，方以清络饮合六一散加减。若头痛甚，伴见发热、恶心呕吐，舌红苔黄腻者，以黄连香薷饮或甘露消毒丹加减。

（五）益气升清法

头属清窍，为"诸阳之会""清阳之府"，居人体之最高位，赖清阳之气以温之，精华之血以滋之，以为九窍之用。气血所以能上荣头窍，皆赖脾能升清，若脾胃亏虚，失其运化之职，清阳无以上达头面，则脑窍失养，头痛作矣。其症见头痛隐隐，懒言少气，遇劳或大饥大饱而加重（饥则中气虚馁，过饱则伤脾，浊气阻滞清阳，故痛甚），舌淡苔薄白，脉细弱。治以健脾、益气、升清，方选益气聪明汤。纳食不香加砂仁、甘松；气虚甚，清阳下陷，郁热上犯脑窍，合四君子汤或补中益气汤加黄芩、川芎等。

（六）清肝泻火法

肝为刚脏，体阴而用阳，主升主动，因此张教授指出头痛的发生与肝的生理功能失常有密切关系。肝木全赖肾水以涵之，血液以濡之，则刚劲之质，得为柔和之体，随其条达之性，若阴血衰耗，水不涵木，肝阳偏亢，肝火上炎，火性炎上而致头痛目赤、口苦舌红，治当以滋阴养血、柔肝止痛，方选龙胆泻肝汤去木通、泽泻，加白芍、川芎。

（七）温脾化饮法

病痰饮者当以温药和之，饮之所生多责之于脾阳虚弱，气化不利，水湿内停，痰饮上泛，郁遏脑窍清阳，则头痛昏沉不适，或伴目眩心悸，胸胁支满，治疗当以温阳化饮、健脾升清，方选苓桂术甘汤或五苓散加减。若以颠顶疼痛为主，伴食后泛泛欲吐，或呕吐涎沫、手足逆冷，大便泄泻，可合吴茱萸汤加减。

（八）涤痰化浊法

《素问·阴阳应象大论》云："清阳出上窍，浊阴出下窍。"朱丹溪云："头痛多主于痰，甚必兼火。"五脏清阳之气来源于脾胃运化的水谷精微，若饮食不节，嗜酒肥甘，损伤脾胃，或忧思劳倦伤脾，健运失司，以致脾不化精反化湿，水湿内停，聚湿生痰，痰浊上蒙清窍，浊邪害清则为头痛且重。临床症见头痛而重，逢阴天下雨而加重，精神困倦，或身体困重，便溏，口黏不爽，舌淡红，苔白腻，脉濡或细。治以涤痰化浊、健脾和胃，方用半夏白术天麻汤加蔓荆子、石菖蒲等。纳差不欲食，或食后腹胀、口中黏腻，舌体胖大，头昏沉不清，脾虚明显者，重在健脾除湿、化浊升清，方选六君子汤合平胃散加羌活、葛根、川芎等；若痰浊上蒙清窍，头痛甚伴见神识昏蒙者，以涤痰开窍为治法，方选涤痰汤加减；若痰浊瘀阻日久化热生风，风痰互结，瘀阻脑窍脉络，则头痛反复发作，伴恶心欲呕，纳眠差，严重时伴有头晕头昏不适，舌质暗红，苔黄腻，治宜息风化痰、活血通络，方选自拟方宣达饮（柴胡、黄芩、半夏、陈皮、茯苓、枳实、竹茹、当归、丹参、天麻、钩藤、石决明、炙甘草）加减。

（九）活血通络法

张怀亮在治疗顽固性头痛缠绵难愈，诸药乏效的情况下配合应用活血通络法，常常收到佳效。血行不畅，不通则痛是头痛发生的一个重要因素，临床症见头痛如针刺，经久不愈，朝轻暮重，或面色晦暗，或口唇发绀，舌暗，苔薄白，脉细涩。治以活血化瘀、通络止痛，方用通窍活血汤加味，药物组成：桃仁、红花、赤芍、川芎、地鳖、地龙、白芷、丹参、蜈蚣、生地黄、生葱白、生姜。遇寒或阴天加重者，加桂枝；苔白腻者加制胆南星。

（十）滋阴潜阳法

肝为风木之脏，体阴而用阳，肝肾阴虚，阳亢而化风，风阳上扰，则头目胀痛，面赤耳鸣，心中烦热，严重者气血逆乱伴发眩晕中风，治宜平肝息风、通络止痛，方选镇肝息风汤合天麻、钩藤、丹参、当归等加减。此法中以肝肾阴虚为本，以肝阳上亢化风为标，应重视滋阴养血、柔肝养肝以抑肝阳、息肝风，并重用潜镇之药，达到标本兼治、以治标为主的目的。

（十一）养血通络法

脑为髓海，五脏精华之血皆上注于头，若久病体虚或先天不足，气血生化不足，不能上荣头目，脑窍失养则头痛隐隐，或持续头昏，伴见心悸失眠、面色少华，治以滋阴养血、通络止痛，方选四物汤加菊花、黄芪、蔓荆子、天麻、鸡血藤等。血虚日久而生内热，见口干口苦者，加柴胡、黄芩。

（十二）温阳通络法

头为诸阳之会，不耐寒侵，若体质偏阳虚，沉寒痼冷积滞日久，经脉阳气不舒，尤以督脉及三阴经脉寒邪客滞日久，常见头痛如金箍，连及项背，畏寒怕冷，治疗以温阳散寒、通络止痛，以自拟方（柴胡、当归、白芍、白芷、防风、制川乌、全蝎等）加减。若肾阳虚甚，见头痛、口干喜热饮、畏寒便溏，治以温补脾肾，方选附子理中汤加减。

（十三）滋阴降火法

年过半百，阴气自半，肾阴亏虚，木少滋荣，则失其条达之性，木气内郁化火，干犯清道，阴阳之气乖戾，肝肾相火浮越壅遏而头痛。治疗以滋阴清热、通络止痛，方选知柏地黄汤加炒白芍、川芎、枸杞子子、菊花、蔓荆子。相火浮越，热扰心神可见心烦失眠，克犯脾土，则口干口苦、纳差不欲食。张怀亮强调本证多见于40岁以上女性患者，症见头胀痛或跳痛，心烦胸闷，失眠，口干口渴，纳差，或伴见阵发性烘热汗出，大便干，舌红苔少，脉弦细。治以滋阴清热、健脾养心，以自拟方四调汤（柴胡、黄芩、熟地黄、枸杞子、山茱萸、茯苓、白术、当归、白芍、炒枣仁、龙眼肉、黄柏、淫羊藿、炙甘草、大枣）加减。若汗出较甚者，去柴胡加川楝子、浮小麦、黄芪。肾为先天之本，内寄命门真火，为水火之脏，若水亏于下，则火失其制，肝中所寄雷火势必随肾中龙火上燔，而见头痛、牙痛、咽痛等上热症，古人喻为水浅不养龙，当以引火汤壮水敛火，导龙归海。

（十四）清心疏肝法

肝藏血，主疏泄，性喜条达而恶抑郁。若情志不畅，肝木不能条达，则肝气失和，郁而化火，热扰心神则夜寐不安，郁火上冲加之肝郁血虚，脑窍脉络失养则头痛、郁郁烦闷、心烦急躁，治疗以清心疏肝，方选三调汤（柴胡、黄芩、栀子、当归、炒白芍、炒白术、茯神、炒酸枣仁、龙眼肉、炙甘草）加减。

头痛临床较为常见，老少妇孺皆可得，临证中应先明确西医诊断，辨明预后，当有轻重缓急之分，对于西医诊断属原发性头痛可参照上述辨证治疗，对于部分继发性头痛如颅内感染性疾病、脑出血等亦可参详。

七、典型医案举例

（一）失眠

1. 君火类

案 1

张某，男，24 岁。2011 年 8 月 26 日初诊。

主诉：入睡困难 1 年。

现病史：患者述 1 年前因工作压力大出现入睡困难，多梦，烦躁，头昏沉，双目发红，纳可，口干口渴，喜凉饮，平素易口舌生疮，小便黄，舌尖红，苔薄黄，脉细数。

西医诊断：失眠。

中医诊断：不寐。

证型：君火妄动，心神被扰。

治法：清心泻火，宁心安神。

方药：朱砂安神丸合导赤散加减。

当归 10g，黄连 6g，生地黄 9g，白茅根 15g，竹叶 15g，炒酸枣仁 15g，朱砂 2g（冲服），夜交藤 30g，生龙骨 30g，白芍 15g，菊花 15g，生甘草 6g。7 剂，水煎服，日 1 剂，分两次温服。

二诊：2011 年 9 月 3 日。服前方后，入睡困难较前好转，仍多梦，口干苦、心烦急躁明显改善，双目发红稍减轻，但头仍昏沉不清，舌尖红，苔薄黄，脉细数。前方加蔓荆子 15g，珍珠母 30g。7 剂，继服。

三诊：2011 年 9 月 10 日。已能入睡，易醒，口干苦、心烦急躁已不明显，头昏沉及双目发红明显减轻，守前方 10 剂，继服。

四诊：2011 年 9 月 21 日。睡眠基本正常，心烦消失，头目清爽，效不更方，以期巩固，守前方继服 10 剂。

随访半年，睡眠安好。

按：患者因工作压力大出现紧张情绪，五志过极，导致君火妄动，扰动心神，出现入睡困难，多梦；君火亢盛，上扰头目则见头昏沉，灼伤心阴致心神失养，见心烦躁动不适；舌为心之苗，舌尖红，口舌生疮，所谓诸痛痒疮，皆属于心；心与小肠相表里，君火亢盛有余，下移小肠，则见小便黄。治以清心泻火、宁心安神，兼以利水，方以朱砂安神丸直折亢盛之君火，导赤散清心利小便，两方合用，以宁君火。二诊患者症状好转，加蔓荆子增强清利头目之功，珍珠母镇惊安神；三诊、四诊症状明显改善，效不更方继服。

张怀亮指出，本证型在青壮年多发，多因情志异常或嗜食辛辣、肥甘厚腻，化热生火，引动君火，导致君火过旺，心火亢盛，扰乱心神，在发病初期多以清心火、安心神为主，可苦寒以直折之，实者泻之。但随着病情的发展，心阴暗耗，君火愈亢，又易引动相火，君相感召为病，二火相煽，则需配合滋肝肾之品，壮水以制阳光，方能奏功。

案2

姜某，女，39岁。2011年10月20日初诊。

主诉：入睡困难3个月。

现病史：患者3个月前劳累后出现入睡困难，常卧床近两小时仍难以入睡，间断服用阿普唑仑而有所缓解，心悸，注意力不集中，记忆力减退，口干，夜间五心烦热，盗汗，大便偏干，舌红，苔少，脉沉细。

西医诊断：失眠。

中医诊断：不寐。

证型：心阴失滋，君火虚妄。

治法：滋养心阴，宁养心神。

方药：天王补心丹加减。

生地黄10g，当归10g，麦冬10g，五味子10g，玄参15g，茯苓15g，炒酸枣仁15g，远志10g，知母10g，黄连3g，肉桂1g(冲服)，珍珠母30g，炙甘草10g。7剂，水煎服。

二诊：2011年10月28日。服前方后入睡困难有改善，五心烦热及盗汗减轻，心悸较前减轻，仍大便干，舌红，苔少，脉沉细。效不更方，前方加麻子仁15g，干姜9g，继服7剂。

三诊：2011年11月5日。入睡时间较前明显缩短，心悸好转，时有梦多，口干减轻，舌质红，苔薄白少津，脉沉细。前方去黄连、肉桂，加夜交藤 30g，继服 10 剂。

四诊：2011 年 11 月 13 日。睡眠渐至正常，守前方不变，10 剂，巩固继服。

按：心为火脏，阳中之阳，君火以明，赖阴血充沛濡养。今心阴亏耗，不能制约心阳，心阳过亢，则神不安其舍，出现不寐。该患者劳心过度，暗耗心阴，心阴亏虚，君火虚妄，扰动心神，致入睡困难，注意力不能集中。先贤云："无形之阳易兴，有形之阴难复。"渐补心阴以宁心神，方用天王补心丹加减，并合用交泰丸交通心肾，引火归原，心肾相交，阴液得复。三诊时苔薄白少津，是阴伤化燥之象，故去黄连之苦寒，肉桂之辛热，加夜交藤引阳入阴，养血安神，以收全功。

案 3

患者：张某，女，43 岁。2015 年 12 月 28 日初诊。

主诉：入睡困难 7 年。

现病史：患者 7 年前因事物繁多，思虑过度出现入睡困难，眠浅易醒，脑鸣，心烦急躁，情绪低落，头昏沉，神疲思睡，周身乏力，口中和，喜热饮，纳可，二便调，低头时颈项疼痛不适，月经先期 1 周，量少，色黑，有血块，舌质稍暗红，苔薄白，脉缓。

西医诊断：失眠。

中医诊断：不寐。

证型：心血失滋，君火内扰。

治法：补养心血，养心安神。

方药：归脾汤加减。

党参 15g，黄芪 30g，炒白术 15g，茯神 15g，远志 10g，当归 10g，炒酸枣仁 15g，龙眼肉 15g，生地黄 15g，炙甘草 10g。7 剂，水煎服。

二诊：2015 年 12 月 28 日。诸症有所改善，仍头昏心烦，舌紫暗苔薄，有齿痕，脉弦缓。守前方加黄连 6g，连翘 12g，白芷 10g，荆芥 9g。7 剂，水煎服。

按：本案因心血失滋，君火偏亢导致不寐。脾主思，为气血生化之源，患者思虑过度，思伤脾，脾伤则气血之源。君火以明，赖心阴心血濡养，以畅达其用，今营血不足无以奉养心君，则君火相对偏亢，出现不寐，心烦急躁；因偏亢之君火非邪气盛之实火，乃虚亢之邪火，故虽心烦不寐，但却情绪低落，头昏沉，神疲思睡，周身乏力。故治以归脾汤补养心血，加生地黄以清心火。二诊针对头昏心烦，乃君火上炎熏蒸清窍所致，故加黄连清虚亢之君火，连翘、白芷、荆芥清头目之昏热。

张怀亮指出不寐病位主要在心，人体的正常寤寐，是心神的正常之司，是君火以明的体现。但阳化气，阴成形，任何功能的发挥都离不开物质基础，心血、心阴是心神的物质基础。张怀亮进一步指出不仅本案本证型，即使在其他证型之不寐中酌情加入酸枣仁、龙眼肉亦可大大增强疗效。

案 4

蔡某，男，56 岁，2013 年 4 月 26 日初诊。

主诉：入睡困难半年。

现病史：患者半年前搬家后出现入睡困难，严重时彻夜不眠，曾服用枣仁安神胶囊疗效不明显，现每晚服用两片艾司唑仑方可入睡，睡眠较浅，易醒，醒后难再入睡，多梦，善惊易恐，困倦懒言，心烦，畏寒，喜热饮，口淡，小便正常，大便不成形，舌质红，苔薄黄，脉弦紧。

西医诊断：失眠。

中医诊断：不寐。

证型：心阳不足，君火失充。

治法：补益心阳，潜镇安神。

方药：桂枝甘草龙骨牡蛎汤加减。

桂枝 20g，生龙骨 30g，生牡蛎 30g，干姜 9g，炒酸枣仁 15g，远志 10g，炒白术 15g，炙甘草 10g。7 剂，水煎服。

二诊：2013 年 5 月 4 日。服前方后，入睡困难症状稍有改善，每周有两晚未服艾司唑仑，善惊易恐明显改善，稍畏寒，情绪亦有好转，大便正常，仍多梦，自觉乏力。前方加珍珠母 30g，黄芪 30g，继服 7 剂。

三诊：2013 年 5 月 11 日。入睡困难改善明显，噩梦已明显减少，乏力已不明显，畏寒明显减轻，前方桂枝减至 10g，干姜减为 6g，加夜交藤 30g，继服 10 剂以巩固。

按：《素问·上古天真论》曰："男子……六八，阳气衰竭于上……八八，天癸竭，精少，肾脏衰，形体皆极。"所以心阳不足所致的不寐患者以中老年男性居多。阳气者，精则养神，心阳为阳中之阳，若天之红日，失其所则折寿而不彰。该患者为中老年男性，过度劳累，耗伤阳气，心阳不足，君火不充，使心神不得潜藏守舍则出现入睡困难，心为五脏六腑之大主，心阳不振，六神无主，其人则善惊易恐，甚则噩梦频仍。故以《伤寒论》中治心阳散越"火逆，下之，因烧针烦躁者"的桂枝甘草龙骨牡蛎汤治疗。方中桂枝、甘草振奋心阳，龙骨、牡蛎镇心安神。

张怀亮指出该证型之不寐在西医抑郁症中较多见，治疗需振奋其阳，尤以心阳为主，而肝胆之阳亦不可忽视，因肝为将军之官主谋略，胆为中正之官主决断，二者阳气不振，其人则善疑多恐。治疗以桂枝为首选之药，妙在桂枝一药，既入心经，又走肝经，古书谓桂为肝木，可温肝阳，升提振奋春生之气，以壮其胆。

2. 相火类

案1

王某，女，64岁，2014年8月9日初诊。

主诉：入睡困难伴头晕1个月。

现病史：患者1个月前无明显诱因出现入睡困难，眠浅易醒，醒后难以再次入睡，多噩梦，晨起头昏沉不清，时有眼前黑蒙，恶心欲呕，心慌，症状时轻时重，偶有心烦急躁，头晕耳鸣，腰膝酸软，纳可，口干，偶有口黏，二便正常，舌红少苔，脉数。

西医诊断：失眠。

中医诊断：不寐。

证型：肝肾阴虚，相火亢盛。

治法：滋补肝肾，清泻相火。

方药：知柏地黄汤加减。

熟地黄15g，山茱萸15g，山药15g，枸杞子15g，制何首乌 15g，炒酸枣仁 15g，龙眼肉 15g，黄柏 10g，知母 10g，巴戟天 10g，淫羊藿 10g，麦冬 15g，炒白术 15g，生龙骨 30g，生牡蛎 30g。10 剂，水煎服。

后电话回访，患者入睡困难及头晕症状减去大半，未再继续服药，告知其可服用中成药知柏地黄丸和归脾丸以善后，巩固疗效。

按：患者年过四十，阴气自半，"阳常有余，阴常不足""阴易亏而难成"。肝肾阴亏，其中所寄相火失去潜藏之所，输布失常，妄动越位，上扰心神则心烦不寐；肝阴虚则肝气逆而犯胃，则可见恶心欲呕；相火上熏头目，则头目昏沉；舌红苔少、脉数俱是阴亏火旺之征。治以滋阴降火法，方选知柏地黄汤加减，方中知母、黄柏苦寒直清下焦相火，六味地黄丸去"三泻"之药，加制何首乌，欲其补而不泻，增强补阴之功；麦冬清心入肺，又可金水相生；加辛温之巴戟天、淫羊藿以从肾之水火之性，合知母、黄柏有二仙汤之意，一来同类相召，引火下行，二来阴阳互济，阳助阴生，化源无穷。另加炒白术以为佐制，顾护脾胃。后患者未来复诊，电话询知，自觉病愈大半，未继续服药，告知其可以知柏地黄丸合归脾丸之中成药继服善后，盖因阴易亏而难速补也。

案 2

许某，男，54 岁。2017 日 6 月 1 日就诊。

主诉：入睡困难 20 年。

现病史：患者 20 余年来反复出现入睡困难，无睡意，眠浅易醒，甚则彻夜难眠，间断服药治疗，病情时轻时重，伴日夜头晕，眼干眼涩，乏力，心烦急躁，易汗出，情绪稍低落，口黏，纳差，大便时干时溏，小便调，平素易上火，易起口腔溃疡。舌稍红，体胖大，边有齿痕，苔薄黄，脉细。

西医诊断：失眠。

中医诊断：不寐。

证型：肝肾阴虚，相火扰心。

治法：滋阴泻火，和胃安神。

方药：封髓丹加味。

黄柏 30g，麦冬 15g，枸杞子 15g，木瓜 15g，砂仁 21g，夜交藤 30g，炙甘草 15g。10 剂，水煎服。

二诊：2017 年 6 月 21 日。服药效果非常明显，入睡基本正常，未服西药，现入睡可，梦稍多易醒，情绪正常，心不烦，乏力，双下肢酸困，足根痛，易上火，易生口腔溃疡，夜间口黏口干，纳少，喜热饮，二便调，舌淡红，体胖，边齿痕，脉细。前方加姜半夏 30g，肉桂粉 1g（冲服）。10 剂，水煎服。

按：本案不寐乃肾中相火偏亢、炎上扰心所致。患者年过半百，"人年四十，阴气自半"，阴精难成而易亏。随着年龄增长，人身肝肾真阴渐趋不足，而见眼干涩、脉细，阴不制阳，相火偏亢，扰及心神，故见心烦失眠，上炎清窍则致头蒙、口疮。大便时溏、舌体胖大、边有齿痕均为脾虚之象，土曰敦阜、曰卑监，土虚不能伏火，相火燔灼胃土，故而食欲减退。治以封髓丹加减，方中黄柏清亢盛之相火；砂仁温中运脾，纳气归肾；炙甘草补益脾气，厚土伏火，枸杞子、麦冬补益肝肾之阴以制相火，木瓜、炙甘草酸甘化阴，合麦冬滋养胃阴，夜交藤养心安神。二诊时加用姜半夏30g，合麦冬、木瓜、炙甘草，通补胃之气阴，正合"六腑以通为用"之意，可助胃之润降，而复其受纳之功，少用辛热之肉桂以引火归原。

案3

赵某，男，65岁。2015年10月8日首诊。

主诉：入睡困难4年。

现病史：4年前患者久病痊愈后出现入睡困难，眠浅易醒，头晕，耳鸣，双目干涩，记忆力下降，腰酸腿软，下半身畏寒明显，纳可，二便正常，舌红，苔薄白，脉细。

西医诊断：失眠。

中医诊断：不寐。

证型：肾水亏虚，相火虚妄。

治法：峻补肾水，引火归原。

方药：引火汤加减。

熟地黄90g，巴戟天30g，麦冬30g，天冬30g，茯苓15g，五味子15g，砂仁12g，肉桂1g，制何首乌12g，枸杞子15g，当归10g。7剂，水煎服。

二诊：2015年10月15日。服前方睡眠改善，头晕、腰膝酸软等症状明显减轻，仍畏寒明显，一诊方加淫羊藿10g。7剂，水煎服。

三诊：2015年10月22日。睡眠明显改善，二诊方加酸枣仁15g，龙眼肉15g。10剂，继服巩固疗效。

按：本案乃水浅不养龙之案。患者年过六旬，加之久病体虚，致使肾中阴精亏损，水亏则火失其制，离位上奔，离位之相火上扰心神则可出现入睡困难、眠浅易醒、多梦、头晕、腰膝酸软等症状。本当在下固潜之相火离位，则下焦失去正常之温煦，见下半身畏寒。治以引火汤加减，方中重用熟地黄 90g 为君，大补肾水，"补下治下制以急，急则气味厚也"；天冬、麦冬、五味子为佐，滋补肺阴，润水之上源，取金水相生之意；温润之巴戟天，一来同气相求，以引火下行，使水火既济，二来从肾之水火二性，在大队阴药中加辛润之巴戟天，能阳助阴生，使肾水化源无穷；茯苓亦可安神，引药下行，李东垣谓其可行秋冬之令也；砂仁既可醒脾调胃，以助引火下行，又可防补阴药滋腻碍胃；肉桂引火归原；制何首乌、枸杞子、当归合用补益肝肾精血。二诊睡眠改善，仍畏寒明显，加淫羊藿以补肾壮阳。三诊睡眠明显改善，守二诊方加酸枣仁、龙眼肉以养心安神，继服以巩固疗效。

案 5

吴某，女，42 岁。2015 年 1 月 20 日就诊。

主诉：眠差半年余。

现病史：患者半年来无明显诱因出现入睡困难，胡思乱想，曾按心脾两虚证，服用归脾汤效不著。现症见入睡困难，易醒，醒后难以入睡，体力可，平素畏寒甚，纳可，喜热饮，口淡无味，口黏，大便不成形，日一次，小便可，舌淡红，苔白腻微黄，脉沉细。

西医诊断：失眠。

中医诊断：不寐。

证型：相火虚衰，心神失养。

治法：温补肾阳，养心安神。

方药：金匮肾气丸加味。

熟地黄 15g，山茱萸 15g，生山药 15g，茯苓 12g，泽泻 9g，牡丹皮 9g，制附子 9g，肉桂 1g（冲服），炒酸枣仁 15g，夜交藤 50g，磁石 30g。7 剂，水煎服。

2015 年 7 月 10 日以他病来诊时，自诉服用前方后睡眠恢复正常，身体整体情况良好，畏寒消失。

按：本案之不寐乃水寒不养龙所致，下真寒而上假热。辨证要点在患者畏寒怕冷，或因阳虚失于温煦，或因阳气郁遏，不得布达周身，使患者全身怕冷，脉象沉细，属肾阳不足，相火虚衰。阳气者，精则养神，相火虚衰，不能温养心神，故见不寐；火不暖土，中阳不运，故见便溏；脾虚运化不及，痰湿内生，则见口黏、苔腻。四诊合参，病机为肾阳不足，相火失潜，治当用温潜法。肾中之相火，为水中之火，必须水中生火，最忌用大剂大辛大烈之温燥药，故用金匮肾气丸，温补肾阳，少火生气，于阴中求阳，则阳得阴助而生化无穷，加用炒酸枣仁、夜交藤以养心安神，磁石以镇心安神。

案 6

庞某，女，49 岁。2016 年 1 月 6 日首诊。

主诉：入睡困难 10 年。

现病史：10 年前患者无明显原因出现失眠，不易入睡，梦多，极易疲乏，心烦急躁，畏寒，手足冰凉，阵发性烘热汗出，纳可，喜热饮，口干欲饮，二便调，舌红苔黄腻，有齿痕，脉细。

西医诊断：失眠。

中医诊断：不寐。

证型：土失封固，相火扰心。

治法：温健中土，伏火宁心。

方药：理中汤合二仙汤加减。

黄芪 30g，炒白术 15g，茯苓 15g，干姜 10g，泽泻 30g，当归 10g，炒白芍 15g，川芎 30g，黄柏 10g，淫羊藿 10g，仙茅 10g，生龙骨 30g，生牡蛎 30g。10 剂，水煎服。

后电话回访，患者睡眠状况明显改善，虽有小波动，但基本可自行调节，已无大恙。

按：本案虽为相火亢而扰神之不寐，但其治疗重在温固中焦脾土。相火以位，正常状态下藏而不露，发挥其少火生气的功能。而相火作用的正常发挥需要各脏腑的维护：一是赖以下焦肝阴肾精以涵之，二是赖以中焦脾土健运以伏之，三是赖以心君清明以制之。而其中任何一方的失司均会引起寤寐失调。案中患者心烦急躁、入睡困难、阵发烘热汗出俱是相火炎上之象，睡后不解乏，易疲劳，同时畏寒，手足冰凉，口干但喜热饮，此乃脾失健运所致，舌质红、苔黄腻为有热象，但伴有齿痕、脉细。以上诸症正是李东垣所论之"阴火证"，"乃肾间受脾胃下流之湿气，闭塞其下，致阴火上冲……"，"相火，下焦包络之火……脾胃气虚，则下流于肾，阴火得以乘其土位"。其病机重在中焦脾胃内伤，下焦肝肾相火失封，以致扰动心神而不寐。故其治疗亦宗李氏之法"补其中，升其阳，甘寒以泻其阴火"。方以理中汤补益健运中焦，以黄芪易党参，因黄芪较党参升提作用明显；二仙汤燮理阴阳，以平肾中相火；泽泻性寒可泻阴火，当归、白芍、川芎以养阴血，生龙骨、生牡蛎以重镇安神。纵观本案，中焦得固，相火得伏，不重在清火而火自伏，不直接宁神而神自安。

案7

李某，男，35岁。2016年5月6日初诊。

主诉：入睡困难1年。

现病史：患者1年前因亲属去世，心情极度悲伤，后逐渐出现入睡困难，多梦，甚则彻夜难眠，心中悸动不安，懒言少动，胸闷气短，情绪低落，兴趣丧失，善悲易恐，畏寒肢冷，纳呆，大便不成形，小便正常，舌淡，苔薄白，脉沉迟。

西医诊断：失眠。

中医诊断：不寐。

证型：少阳失枢，相火失宣。

治法：益气温阳，解郁安神。

方药：小柴胡汤合桂枝甘草汤加减。

柴胡10g，黄芩9g，半夏15g，炒白术15g，桂枝10g，石菖蒲15g，远志12g，干姜6g，龙眼肉15g，夜交藤30g，炙甘草6g，大枣10枚。7剂，水煎服。

二诊：2016年5月14日。睡眠较前改善，食欲好转，怕冷减轻，大便基本正常，仍乏力、情绪低落，时有悲伤欲哭，一诊方加党参20g，浮小麦30g，炙甘草增至15g。7剂，水煎服。

三诊：2016年5月22日。睡眠明显改善，情绪好转，二诊方去干姜，加生龙骨30g，生牡蛎30g。10剂，继服以巩固。

按：本案乃相火失宣，心神失养之不寐。肝主疏泄，喜条达而恶抑郁，该患者由于情绪波动后思想压力过重，长期郁郁寡欢，导致少阳枢机失运，相火失宣，郁而不达，不能发挥其少火生气的作用，心神失去相火的温煦而失养，神不守舍则出现入睡困难、多梦、善悲易恐、胸闷、气短、畏寒肢冷等症。方中柴胡合黄芩疏肝解郁，畅达少阳；半夏和胃化痰；炒白术益气健脾；桂枝振奋心阳；远志、石菖蒲化痰开窍、安神益智，以振奋心阳；干姜温补脾阳以止泻；龙眼肉、夜交藤养心安神定悸；大枣补中益气、养心安神，炙甘草调和诸药。二诊睡眠改善，仍乏力、情绪低落，时有悲伤欲哭，前方加党参，与温阳药合用辛温以鼓舞中气，益气温阳；"心气虚则悲"，故加浮小麦，炙甘草增至15g，合大枣成甘麦大枣汤，以养心安神；三诊睡眠明显改善，情绪好转，二诊方去辛温之干姜，加生龙骨30g、生牡蛎30g以镇惊安神，配合舒眠胶囊以巩固疗效。

3. 君相火类

案 1

凡某，女，58岁。2020年7月10日首诊。

主诉：入睡困难8年。

现病史：8年前因思虑过度渐出现入睡困难，后症状加重，每到傍晚即开始担心夜里难以入睡，多梦，心烦急躁，晨起头脑昏沉，口中和，纳可，喜温饮，无阵发烘热汗出，时有双侧太阳穴胀痛，二便调，舌红苔薄，脉数。

西医诊断：失眠。

中医诊断：不寐。

证型：君相火旺，热扰心神。

治法：清心凉肝，宁心安神。

方药：黄连阿胶汤加减。

黄连 9g，黄芩 12g，炒白芍 15g，枸杞子 15g，炒白术 15g，炒酸枣仁 15g，龙眼肉 15g，珍珠母 30g，夜交藤 30g，琥珀 3g（冲服）。10 剂，水煎服。

二诊：2020 年 7 月 21 日。服前方后入睡可，头昏消失。但于 1 天前饱食后出现胃脘胀满，睡眠不佳又反复，后续以小柴胡汤合枳实消痞丸治疗。

按：本案之不寐由思虑过度引起，五志过极化火，肝主谋，胆主断，谋思而不断，郁而不决，火起于肝胆，木火扰心，引动君火。肝藏魂，相火扰肝，则魂飞而多梦；肝经循两鬓，火性炎动有膨越之势，故见双侧太阳穴胀痛；舌偏红、脉数俱是火盛之象。本证火在心肝，乃心肝不交，相火引动君火俱旺，治以黄连阿胶汤加减，君相两清，主以黄芩、白芍、枸杞子、珍珠母清肝胆之相火，黄连清后起之君火，夜交藤潜阳入阴，酸枣仁、龙眼肉补心血，琥珀镇惊安神。后因病后食复，胃不和则卧不安，治以和胃消导。

案 2

郭某，女，32 岁。2016 年 3 月 3 日初诊。

主诉：入睡困难 3 年，再发 1 周。

现病史：患者 3 年前出现入睡困难，治疗后睡眠基本正常，1 周前因情志不畅再次出现入睡困难，眠浅多梦，心烦急躁。就诊时症见入睡困难，心烦急躁，易上火（表现为口苦、鼻中烘热），眠浅易醒，健忘，多梦，脱发，双目干涩，头昏沉不适，双下肢沉重乏力，纳可，口干苦，喜凉饮，大便干结，小便调，月经调，舌红苔薄白，脉滑数。

西医诊断：失眠。

中医诊断：不寐。

证型：阴血亏虚，君相火旺，心神不宁。

治法：滋阴泻火，养心安神。

方药：当归六黄汤加减。

夜交藤 50g，生地黄 15g，熟地黄 15g，炒酸枣仁 15g，龙眼肉 15g，黄柏 10g，黄芩 9g，牡丹皮 9g，黄连 6g。7 剂，日 1 剂，水煎服。

二诊：2016 年 3 月 11 日。睡眠改善，仍心烦，口干苦，鼻出热气，双目干涩酸困，头昏沉，大便偏干，两天 1 行，舌红，苔薄，脉弦细。前方加桑白皮 15g，地骨皮 15g，麦冬 15g。7 剂，日 1 剂，水煎服。

预后：前方服完后基本恢复正常。

按：本案患者双下肢沉重乏力、双目干涩，乃肝肾阴血亏虚之征；心烦、口苦为心肝火旺所致；君相火旺，心不藏神，肝不藏魂，则致失眠多梦；上炎清窍，则见鼻出热气、头昏沉；火邪炽盛，气血薄疾，则见舌红、脉滑数。四诊合参，乃一派阴亏火盛之象，辨证属阴血亏虚，君相火旺，心神不宁，病位在心肝肾三脏，治宜滋阴泻火，养心安神。方选当归六黄汤加减。方中生地黄、熟地黄入肝肾而益阴，黄连清泻君火，黄芩、牡丹皮清肝中相火，黄柏清肾中相火，酸枣仁、龙眼肉、夜交藤养肝血、安心神。诸药合用，共奏滋阴泻火、养心安神之功。二诊中相火灼肺，肺为清虚之脏，最怕外来之邪，肺开窍于鼻，肺热上冲，则鼻出热气，加桑白皮、地骨皮清泄肺热，麦冬之用，其义有三：一者滋益肺胃之阴以解口干、大便干之症，二者取其清金制木之用，三者金水相生以济真阴，增强效用。

本案乃君相二火俱旺、心与肝肾不交之证，人年四十而阴气自半，张怀亮指出本证型之不寐多见于更年期女性，七七之岁，天癸竭，肝肾阴衰，阴亏阳盛，如灯油耗尽之时，残焰易窜。治疗当清滋并用，清以泻火，滋以育阴。张怀亮多以三黄二地汤治疗，即当归六黄汤减当归、黄芪，另加酸枣仁、夜交藤等助眠之品。若更年期女性患本证之不寐又伴烘热汗出，忽冷忽热，乏力畏寒，渐有壮火食气之征，则以原方用之。

案 3

患者范某，女，48 岁。2020 年 3 月 25 日首诊。

主诉：入睡困难 8 年。

现病史：患者 8 年来反复出现入睡困难，近一周凌晨 3 点钟易醒，平素易焦虑心烦，无食欲，怕冷，手脚凉，口干口渴，喜热饮，乏力，大便干，一天 1 次，呈羊屎状，小便频，夜尿多，舌红苔薄，脉弦滑。

西医诊断：失眠。

中医诊断：不寐。

证型：相火旺，君火衰。

治法：清肝滋肾，温振心阳。

处方：一贯煎合二仙汤加桂枝汤加减。

川楝子 9g，当归 10g，炒白芍 15g，麦冬 15g，枸杞子

15g，制何首乌 15g，炒酸枣仁 15g，龙眼肉 15g，黄柏 10g，巴戟天 10g，淫羊藿 10g，生龙骨 30g，生牡蛎 30g，党参 15g。10 剂，水煎服。

二诊：2020 年 4 月 6 日。入睡困难较前改善，入夜即担心无法入睡，因患者是单位领导，平素压力大。多在凌晨 3～4 点钟醒来，醒后再次入睡困难，便干，畏寒，膝盖发凉。守前方加桂枝 10g，炙紫菀 15g。10 剂，继服。

三诊：2020 年 4 月 17 日。睡眠改善，早醒、多梦均消失。现偶有心烦急躁，遇事思虑多，乏力，口干渴，喜热饮，大便干结，膝凉畏寒稍减，脉数。前方桂枝加至 15g。10 剂，水煎服。

按：本案不寐是因君相火互感所致，治法亦当从二火之性入手。患者因 8 年来反复出现入睡困难，加之担任领导职务，平素心思细腻，谋虑过度，耗伤心神，引动肝肾中相火，但此火非常火，乃李东垣所谓"火与元气不两立"之邪火，火盛于此，则元气耗于彼。肝主情志，其相火盛则见焦虑、心烦；肾司二便，其火盛则耗阴液而大便干结；元气耗则见乏力、喜热饮、手脚凉、夜尿多，此正是病理性相火的特征。故首诊以一贯煎清肝中雷火，二仙汤燮理阴阳，平肾中龙火。二诊患者睡眠有所改善，新出现膝盖寒凉怕冷一症，且知其处领导岗位，压力大，处处担心害怕，心君有失所主，故增一味温通之桂枝，既可暖膝凉之症，又可温振心君之火。三诊时早醒、多梦均已消失，乃心有所主之征，膝寒稍减，但仍遇事担心、思虑多，效不更方，再增桂枝之量，以振君火，君火振亦可抑制亢盛之相火。纵观本案，乃相火旺、君火衰之证，治之以清相火、振君火，各从其性，使君火以明，相火以位。

（二）三焦辨治医案举隅

案1

马某，男，46岁。面部反复过敏，每起红色风团，瘙痒难忍，口黏，每晚23时之后（入睡前）双侧鼻塞不通，以左侧为甚，舌质暗红，苔腻，脉弦涩。治疗宜和少阳、祛痰湿、理气血。处方予宣达饮加白鲜皮30g。7剂后症状显著减轻。

按：①患者口黏，苔腻，舌质暗红，脉涩，是痰瘀之象，可能为六腑三焦为病。②患者主诉是面部反复过敏，且仅限于双侧面部，系足阳明胃经所过之处，说明与胃有关，但这与六腑三焦有什么关系呢？③夜间23时之后鼻塞不通，肺开窍于鼻，23时属子时，子时属足少阳胆经，为阴阳交替之时，阴阳之气不相顺接，从脏腑而论，胆主降，少阳胆气不降，则肺胃之气皆不降，肺气不降则鼻塞，胃为阳明燥土，胃气不降则郁而生热，故表现为面部瘙痒，肺主皮毛，其病也与肺金相关。至此，足少阳胆经才是引起肺胃功能失常的原因。④双脉弦，弦为少阳病主脉，进一步证明病在少阳。⑤再结合上述的痰瘀之象，最终证实六腑三焦郁阻才是真正病机。

案2

孟某，男，40岁。2016年5月9日初诊。主诉：间断头晕4年，加重1个月。患者4年来驾车时头晕经常发作，伴有视物旋转、模糊，后恶心呕吐，左耳鸣响发闷，听力下降，近1个月来头晕发作次数明显增加，每次可持续约10分钟，纳眠可，口黏，二便调，舌淡红，苔腻微黄，脉弦滑。西医诊断为梅尼埃病，中医诊断为眩晕。处方：柴胡10g，黄芩10g，半夏30g，陈皮10g，茯苓15g，枳实10g，竹茹10g，天麻10g，丹参30g，钩藤30g，石决明30g。7剂，水煎服。

2016年5月18日二诊，诉服前方后头晕未发作，仍耳鸣、听力下降，纳眠可，二便可，口中和，舌淡红，苔微腻，脉弦滑。守前方加磁石30g，7剂继服。

按：辨证先抓关键点，患者口黏，苔腻，脉弦滑，辨证为少阳病，痰湿为患，说明病与胆、三焦相关。仲景云："少阳之为病，口苦咽干目眩也。"少阳病兼痰湿上蒙清窍，故眩晕时作，足少阳胆经及手少阳三焦经支脉均入耳中，故耳鸣耳闷，听力下降，少阳病喜呕，胆气不降，胃气上逆，故恶心呕吐。故治疗应用宣达饮加减。

案3

耿某，女，66岁。2017年7月11日初诊。主诉：全身疼痛20余年。患者诉20余年前无明显诱因出现全身疼痛，走窜不定，或上肢，或下肢，或后背，曾至河南省风湿病医院诊为类风湿关节炎，给予药物治疗后症状减轻。近两月左手拇指、食指、中指关节疼痛、肿胀、僵硬，纳可，眠可，二便可，口苦口黏，时有阵发性烘热汗出，舌质淡红，边有齿痕，苔白腻，脉滑。中医诊断为痹证。处方：川楝子9g，黄芩12g，半夏15g，陈皮10g，茯苓15g，枳实10g，当归15g，炒白芍15g，丹参30g，制乳香9g，防己10g，乌梢蛇15g，海风藤15g，老鹳草30g，黄芪30g。10剂，水煎服。

2017年7月21日二诊，患者诉服前方效果明显，左手关节疼痛明显减轻，肿胀僵硬好转，身体较前轻松，余症同前。原方不变，10 剂继服。

按：痹者，闭阻不通也，不通则痛，通则不痛，患者口黏，舌苔腻，脉滑，有痰湿之象；口苦是胆火内郁所致，是少阳病的表现；痰湿和少阳病同见，考虑少阳郁闭，六腑三焦不通，患者舌脉虽无瘀血表现，但手指关节疼痛、肿胀、僵硬，是经脉闭阻不通所致，所以应活血，乌梢蛇、海风藤、老鹳草有祛风湿、通经络的作用，黄芪有补气以助血行之用，与防己同用有祛湿利水之功。

案 4

艾某，女，30 岁。2017 年 4 月 26 日初诊。患者主诉：月经淋沥不断两月余。患者平素月经紊乱，经常 2 ～ 3 个月一行，经至则淋沥不断，可持续 1 ～ 2 个月方止。几个月前因月经近 3 个月未至而在他处就诊，予少腹逐瘀汤加减，服后月经即至，但持续不断，服宫血宁、定坤丹后血止，1 周后月经又来，淋沥不断已两月余，每日月经量少，色暗，有絮状血块，行经期间少腹发凉。两年前出现持续性耳鸣，平素心烦急躁，胸闷，善太息，盗汗，纳差，稍食即饱，胃胀，口干，喜热饮，口黏，眠差，二便可，舌尖红，苔白腻，脉滑。查彩超示：子宫低回声结节（考虑肌瘤）；子宫内膜回声不均；双侧卵巢多囊样改变。中医诊断为月经不调。处方：柴胡 10g，黄芩 9g，半夏 15g，陈皮 10g，茯苓 15g，枳实 10g，炒白术 15g，当归 15g，丹参 15g，三七粉 3g（冲服），仙鹤草 60g，栀子 12g，吴茱萸 9g，黄芪 30g。10 剂，水煎服。

2017 年 4 月 26 日二诊，患者诉服前方后月经即止，现双下肢无力，不温，心烦急躁明显，余症同前。守前方去栀子、吴茱萸，加熟地黄15g，枸杞子15g，黄柏10g。10剂，水煎服。2017年5月8日三诊，患者诉自觉月经较前好转，但经色仍发暗，有腥臭味，行经期间小腹坠胀，乳房胀痛。双下肢发凉较前好转，仍乏力，心烦急躁，动则汗出，口干，口苦，口黏，纳差，多梦，服前方后大便不成形，舌质淡，苔白腻，脉滑。处方：党参15g，炒白术15g，茯苓15g，半夏15g，陈皮10g，熟地黄15g，当归10g，炒白芍10g，黄柏10g，砂仁10g，吴茱萸9g，香附15g，小茴香15g，三七粉3g（冲服）。10剂，水煎服。2017年5月18日四诊，患者诉服药后病情稳定，阴部偶有咖啡色分泌物排出，有铁锈味，同房后明显，小腹部不适，食欲好转，双下肢发凉消失，身有力，大便已正常，以前经前乳房胀痛，现在经期、经后均胀痛，仍入睡困难，眠浅多梦，心烦急躁，盗汗，口干黏腻，舌淡红，苔薄白，脉滑。处方：醋柴胡10g，黄芩9g，半夏15g，陈皮10g，枳实10g，炒白芍10g，当归10g，丹参30g，炒白术15g，白芥子12g，郁金15g，栀子30g，牡丹皮9g，炒酸枣仁15g，炙甘草10g。10剂，水煎服。如此加减治疗，月经渐趋正常，诸症逐渐消失。

按：新型三焦辨治体系适用范围很广，几乎可用于临床各科。月经病亦不例外，本案患者病情复杂，症状繁多，乍一看似乎无从下手，没有头绪。其实仍是三焦气化失常所致，如前所述，三焦气化包括两个系统，以肺脾肾为中心的津液代谢系统和以心肝肾为中心的三焦相火系统。前一系统出问题则痰湿内生，继而引起气滞血瘀，可引起许多疾病，后一系统出问题则相火郁遏，会引起一系列精神方面的症状。如两个系统均出问题，则症状较多，病情相对复杂，本案患者即是如此，一方面有舌苔腻、脉滑、月经色暗、血块多等痰湿瘀血为患、三焦津液代谢系统出问题的表现，另一方面有心烦急躁、眠差、胸闷、善太息、盗汗等三焦相火系统出问题的表现，进一步分析脏腑功能，尚有脾虚、肾阴虚、肝血虚、胞宫寒的问题，故相对难治，但应用新型三焦辨治体系，很快能理清病机、分清主次，再加上张怀亮用药丝丝入扣，准确切中病机，所以最终取得了满意疗效。

（三）抑郁症

案1

吕某，男，20岁。2019年7月25日初诊。

主诉：情绪低落、心烦急躁10个月。

现病史：患者10个月前因与人发生严重口角后开始出现情绪低落，心烦急躁，眠差，入睡难，至某三甲医院就诊，诊断为焦虑症合并抑郁症。予盐酸帕罗西汀片、奥氮平、盐酸丁螺环酮片等药物治疗，效果欠佳。现症见情绪低落，心烦急躁，身力可，喜冷饮，口腔溃疡每月发作两次，记忆力较差，口中和，纳可，二便调，舌边红，苔薄白，脉弦细数。

西医诊断：抑郁症。

中医诊断：郁病。

证型：肝郁化火。

治法：调肝扶脾，宁心安神。

方药：三调汤加减。

柴胡 10g，黄芩 9g，当归 10g，炒白芍 10g，炒白术 15g，茯神 15g，炒酸枣仁 15g，龙眼肉 15g，栀子 12g，党参 15g，炙甘草 10g，浮小麦 30g，大枣 10 枚。7 剂，水煎服。

二诊：2019 年 8 月 1 日。服前方后情绪稳定，消沉感好转，仍心烦急躁，记忆力较差，身困乏，口不干，纳眠可，二便可，舌质红，苔薄白，脉滑。前方去栀子，加制何首乌 30g，黄柏 10g，枸杞子 15g，党参加至 25g。10 剂，水煎服。

三诊：2019 年 8 月 12 日。服前方后情绪基本恢复正常，偶心烦急躁，记忆力好转，纳眠可，二便调，舌淡红，苔薄黄，脉缓滑有力。前方加葛根 15g。7 剂，水煎服。

随访：半年后患者因其家属患病来科就诊，告知已恢复正常生活，情绪稳定，对生活充满热情，口腔溃疡未复发。

按：现代社会工作、生活压力增大，易致情志不舒，肝失疏泄，发为郁病。本病虽主要与肝相关，但常涉及心脾两脏。患者因郁怒而发本病，症见心烦急躁，偏热饮，易发口腔溃疡，为肝郁化火的表现；其情绪低落为肝木不能生君火，母病及子；记忆力较差因子盗母气，肝火耗伤肾水，致使肾不藏志。故本病病机为肝郁化火、火郁伤阴、心失所养、肾阴被耗。治宜调肝扶脾、宁心安神，兼以益肾。

基于此，拟定"三调汤"方。三调汤是张怀亮治疗抑郁症的经验方，多用于女性患者，尤其是更年期女性最为常用，临床治疗收效颇佳。所谓三调者，调肝、扶脾、宁心也。该方以古代经典名方逍遥散、归脾汤、小柴胡汤为底方加减而成，逍遥散是治疗肝郁脾虚的经典方，归脾汤是治疗心脾两虚的代表方，小柴胡汤为和解少阳之主方，有疏利三焦、调畅气机之效。

方中柴胡疏肝解郁，调畅肝气，是为君药；当归养血和血、炒白芍养血敛阴、柔肝缓急，当归、炒白芍与柴胡合用，补肝体而助肝用，黄芩、栀子清肝泻火，钩藤平肝息风，共为臣药；党参、白术、茯苓健脾益气升清，浮小麦、酸枣仁、龙眼肉（颗粒剂以柏子仁代替）养心血、安心神，共为佐药；炙甘草调和诸药，兼为使药。诸药合用，三脏同调，虚实兼顾，补泻并施，使阴阳平衡，气化复常矣。临床中凡符合肝郁化火、心脾两虚之焦虑、抑郁等病，皆可选用。二诊时去苦寒之栀子，加何首乌、枸杞子以养肝肾之血，再加黄柏清泻相火，使肾中相火得以潜藏。三诊时患者症状已明显好转，再用葛根以升发肝气，疏解肝木之郁，故病可愈。

案 2

董某，女，36 岁。2019 年 4 月 8 日初诊。

主诉：心情抑郁烦躁，伴入睡困难两年余。

现病史：患者两年前因工作不顺及压力较大，开始出现心情抑郁，伴入睡困难，时有轻生念想，拒绝口服抗焦虑抑郁及镇静安神类药物，喜爱看养生节目，常对号入座，为人敏感。刻诊：心情抑郁，烦躁，兴趣下降，入睡困难，思虑繁多，多噩梦，身乏力，时有头昏，纳可，喜热饮，口干口苦，畏寒，尿频，便溏，月经提前 4 日左右，量少色暗，舌暗红，苔薄白，脉弦。

西医诊断：抑郁症。

中医诊断：郁病。

证型：肝气郁结。

治法：疏肝解郁，养心安神。

方药：逍遥散加味。

柴胡 10g，黄芩 9g，当归 10g，炒白芍 15g，炒白术 15g，茯神 15g，薄荷 6g，生姜 12g，炒酸枣仁 15g，柏子仁 15g，桂枝 10g，栀子 10g，钩藤 30g，生龙骨 30g，生牡蛎 30g，党参 30g，炙甘草 15g。10 剂，水煎服。

二诊：2019 年 4 月 26 日。患者心烦有所改善，情绪低落已好转，入睡可，易早醒，睡眠时间 4～5 小时，头昏沉改善，纳可，晨起乏力，夜尿 2～3 次，大便溏，月经周期正常，量少色暗，无血块，舌暗红，苔薄白，脉细。前方去栀子，加炒山药 30g，桑螵蛸 15g。10 剂，水煎服。同时进行心理疏导。

三诊：2019 年 5 月 21 日。患者心情抑郁、烦躁症状已十减其七，偶尔发作，入睡可，可睡眠 6 小时，晨起稍乏力，头懵时作，纳可，喉中有痰，色白黏，偶尔心烦急躁，二便可，舌暗红，苔薄白，脉细。前方加丹参 30g。10 剂，水煎服。并再次进行心理疏导，嘱其坚持锻炼身体，多参加社会劳动。

四诊：2019 年 7 月 17 日。服前方效可，患者心情抑郁、烦躁基本消失，睡眠可，然喉中有痰易咯，色白黏，纳可，偏温饮，二便可，舌暗红，苔白偏腻，脉滑。前方加半夏 15g，厚朴 10g。10 剂，水煎服。

随访：1 年后电话随访，已痊愈，现患者每周坚持健身，培养业余爱好，缓解日常工作及生活中的压力。

按：肝主疏泄，喜条达而恶抑郁，能调畅情志，使人心情舒畅。若肝疏泄失职，则肝气郁结，心情抑郁，日久则易化火而心烦急躁、口苦；郁火扰心神则噩梦连连；肾司二便，肾气不足，统摄无力，则尿频；其畏寒而大便溏者，肝阳被遏而不得布散也；肝木不能生君火，则心君不主令，情绪消极。脾藏意主思，若思虑过度，脾失健运，则气不能生而神疲倦怠，意不能藏而思维烦乱。故本病病位在肝，而涉及心、脾、肾，病机在于肝气郁结致诸症繁杂，治疗时应以行气解郁为主，兼治余症。

方中以逍遥散疏肝解郁、养心健脾。柴胡疏肝解郁，使肝气得以条达为君；当归养血活血，白芍柔肝敛阴，二者合用补肝体而助肝用；白术、茯神、炙甘草、党参健脾益气、实土抑木，使气血生化有源；以辛凉之薄荷和苦寒之黄芩、栀子清解肝郁之火；以钩藤制横逆之肝气，加入酸枣仁、柏子仁养心安神，加入龙骨、牡蛎重镇安神定魂；以上共为臣药。用辛温之桂枝温通血脉，引阳气布散，乃"木曰曲直"之意，是为佐药。甘草、生姜温运和中、调和诸药，兼为使药。二诊时患者诸症已有改善，唯夜尿频未能缓解，此乃肾水不足所致，故去苦寒之栀子，加山药补肾水、纳肾气，桑螵蛸收涩小便。三诊时患者二便转佳，头懵时作，为气滞血瘀之象，加丹参以活血化瘀。四诊时患者心情抑郁、烦躁等症状基本消失，睡眠可，然喉中有白黏痰，兼以半夏、厚朴理气化痰。

对于抑郁症患者，张怀亮重视辨证用药与心理调护相结合，加强对患者的心理干预及精神支持。在临床治疗中积极营造一个和谐的氛围，引导患者把问题真实地表达出来，回避其不想讨论的问题，以减轻心理负担，同时不断加强对患者的思想教育，避免刻意关注疾病相关信息，帮助其树立自尊心和自信心。张怀亮还强调不仅要对患者本人进行心理疏导，更要和患者家属进行沟通，把患者的病情告知家属，及时纠正患者及家属错误的思想观念及行为方式，指导他们共同采取措施战胜疾病。除了药物治疗及心理调护，还应通过改善生活方式来治疗抑郁症。张怀亮指出，改善生活方式应从饮食、运动、睡眠、社交等方面做起。坚持健康的饮食才能给身心发展带来益处，患者应均衡饮食，增加水果和蔬菜的摄入量，避免食用高脂、油腻、辛辣食物；避免久坐少动，加强锻炼，通过运动来缓解抑郁情绪，提升个人形象，增强信心；保证足够的睡眠，通过睡前饮用牛奶或聆听舒缓的音乐来提高睡眠质量，避免熬夜；无节制地吸烟、饮酒也会导致情绪障碍，应改掉不良嗜好，主动戒烟戒酒；积极的社交行为可以稳定情绪，应积极参与群体娱乐活动，主动与人沟通，保持身心愉悦。

案 3

王某，男，17 岁。2019 年 6 月 21 日初诊。

主诉：情绪低落、心烦半年余。

现病史：患者半年来出现情绪低落、心烦，在郑州市某医院被诊断为抑郁症，口服丙戊酸缓释片和盐酸帕罗西汀片，症状未见明显改善，为求中医治疗来我科就诊。刻诊：情绪低落，心烦急躁，注意力不集中，吐白痰，口苦，素喜肉食，胆怯易惊，纳差，眠可，乏力，倦怠懒言，二便调，舌暗红，苔厚腻，脉滑。

西医诊断：抑郁症。

中医诊断：郁病。

证型：胆郁痰扰，三焦郁阻。

治法：宣畅三焦，化痰利胆。

方药：柴芩温胆汤加味。

柴胡 10g，黄芩 9g，半夏 15g，枳实 10g，陈皮 10g，当归 15g，炒白芍 15g，炒白术 15g，栀子 12g，党参 15g，郁金 15g，炙甘草 10g。10 剂，水煎服。

二诊：患者情绪低落、倦怠懒言、心烦急躁等症状较前有所改善，体力增加，吐痰次数减少，胆怯易惊现象好转，注意力仍不集中，口苦，纳呆，白日欲睡，每日睡眠时间可达 15 小时，做事易纠结，二便调，舌暗红，苔厚腻，脉滑。前方加葛根 15g，半夏加至 30g。10 剂，水煎服。

三诊：患者情绪低落明显好转，心烦症状消失，仍有社交恐惧感，口苦、胆怯易惊、昏昏欲睡较前好转，注意力仍不集中，乏力，纳眠可，二便调，舌红，苔白腻，脉滑。前方加桂枝 10g，生龙骨 30g，生牡蛎 30g。15 剂，水煎服。

四诊：诸症好转，无明显不适症状，稍有乏力，舌淡红胖大，苔少，脉弦细。前方加远志 10g，石菖蒲 15g。10 剂，水煎服。

随访：1 年后随访，患者自述已愈。

按：少阳主枢，调节人体气机升降出入，维持正常水液代谢。少阳主枢功能正常，可使气机通畅无阻，水液正常布散，阴阳保持平衡，脏腑功能正常，从而有效调节人体情志活动。若少阳枢机不利，一方面引起气机郁而不通，久则化火伤阴，胆火扰乱心神，出现胆怯易惊、情绪不安、倦怠懒言等症；另一方面会使水液运行受阻，痰湿内生，上蒙脑窍，脑神被扰，表现为精神不振、心情忧郁、嗜睡、注意力不集中等症。

少阳相火起源于命门，由胆主导，通行于三焦，到达机体内外。相火是人体重要的阳气，可以平衡人体阴阳，温煦五脏六腑，加强脏腑气化功能，促进肝脏调畅气机，激发人体精神活动。若少阳相火输布失常，则会诱发抑郁症。若少阳相火郁遏不畅，阳气积聚体内，胆火上炎，扰乱心神，表现为心烦易怒、口干口苦、难寐易醒等症；相火失宣，郁滞不解，心神失养，脑窍不充，神机受损，表现为郁闷不畅、精力不足、记忆力差等症。

此青少年患者，素喜油腻，致使痰浊内生，阻碍水液运行，胆郁痰扰，三焦不畅，相火输布失常而现诸症。治疗时应以加味柴芩温胆汤化痰开郁、宣畅三焦。方中柴胡味苦微寒，擅长解肝郁，使邪气外达，具有疏利少阳气郁的功效；黄芩性味苦寒，擅长清利少阳邪热。两药共为君药，具有畅达调和表里、宣畅少阳枢机、疏利肝胆气机、清利肝胆郁热的作用，能够做到经腑同治、疏清并行，使胆气通达、枢机得畅、情志安和，同时防止少阳病出现经腑同病、气郁化火的传变。半夏、陈皮辛温，燥湿化痰、理气行滞，白术、党参健脾祛湿，以绝生痰之源；枳实降气导滞，消痰除痞，宣畅三焦；当归性温，补血活血；白芍性微寒，养血平肝、柔肝敛阴，以上共为臣药。栀子清热泻火，治疗胆郁化火所致的烦躁不安；郁金性寒入胆经，既能清利肝胆实热，又能行气解郁，是为佐助之药。炙甘草调和诸药，为使药。二诊时患者症状已好转，痰浊蒙蔽清窍之症尚在，故增加半夏至30g，以增强化痰之力，加葛根以升清阳之气，使清窍得养。三诊时患者注意力未明显改善，此心阳不至，心君不主令之象，因此加桂枝以温通心阳，加龙骨、牡蛎以重镇安神。四诊时患者症状已向愈，因此稍加开窍之远志、石菖蒲以化痰开窍，祛除余邪。

案4

王某，女，51岁。2019年7月22日初诊。

主诉：情绪低落、心烦急躁3个月余。

现病史：患者3个月前无诱因出现头昏沉，头部昏沉不适，自以为患有脑部肿瘤，整日担忧，而颅脑平扫示少许脑白质脱髓鞘，未见明显梗死病灶及血管局部狭窄，然患者认为是家人不让自己知道患癌症，以为自己将死，所以开始出现消极情绪，对事物无兴趣，伴心烦焦虑不安，不配合治疗。患者家属为求中医治疗，慕名来我科就诊。刻诊：情绪低落，心烦急躁，时心慌、心悸、胸闷，胸部有针刺样疼痛，背部、胁部呈游走样疼痛，口苦口干，手足心热，阵发性烘热汗出，乏力，纳差，眠差，二便调，舌红少津，苔薄白，脉细数。

西医诊断：抑郁症。

中医诊断：郁病。

证型：肝郁气滞，阴阳失调。

治法：滋阴疏肝，燮理阴阳。

方药：小柴胡汤合二仙汤、甘麦大枣汤加味。

川楝子9g，黄芩9g，半夏15g，枳实10g，炒白芍15g，炒白术15g，茯神10g，炒酸枣仁15g，龙眼肉15g，知母

10g，黄柏 10g，桂枝 10g，巴戟天 10g，淫羊藿 10g，生龙骨 30g，生牡蛎 30g，党参 40g，炙甘草 15g，浮小麦 30g，大枣 6 枚。10 剂，水煎服。

二诊：2019 年 8 月 3 日。患者乏力好转，胸闷加重，情绪低落，心中压抑，对事物无兴趣，口苦，头昏沉，胸前有针刺样疼痛，两胁及后背疼痛，口不干，纳差，眠可，大便可，小便频，舌红，苔薄白，脉滑。前方加枸杞子 15g，干姜 10g。10 剂，水煎服。

三诊：2019 年 8 月 14 日。患者自觉症状十减其五，头昏沉好转，心烦急躁减轻，情绪低落好转，胸闷减轻，自觉心慌，眠时易惊，口干，心中压抑好转，乏力好转，纳眠可，大便可，小便频，有尿时自觉小腹憋痛，舌暗红，苔薄白，脉滑数。前方去桂枝，加玄参 12g。10 剂，水煎服。

四诊：2019 年 8 月 25 日。患者情绪低落减轻，头昏沉、心慌心烦减轻，仍有阵发性烘热汗出，口苦，小便偏多，舌红苔白，脉滑数。前方玄参加至 60g。10 剂，水煎服。

按：《素问·刺法论》云："正气存内，邪不可干。"中医治病遵循扶正祛邪的基本原则。"扶正"指扶助正气，通过补益药物、运动锻炼、补充营养来增强机体免疫力；"祛邪"指驱除病邪，通过使用攻邪药物来祛除邪气。扶正和祛邪相互联系、对立统一。扶正的目的是驱除体内病邪，消除致病因素；祛邪的目的是为了提高机体正气，尽快治愈疾病。临床诊治中因病而异，虚证者以扶正为主，实证者以祛邪为主，虚实夹杂者扶正祛邪并举，同时注意辨别虚实的轻重缓急，分清主次关系，做到"扶正不留邪，祛邪不伤正"。

《素问·评热病论》曰："邪之所凑，其气必虚。"张怀亮在治疗抑郁症时注重使用补益药，强调以补为主，指出抑郁症的发病虽和邪气有关，但根本在于机体正气不足，临床多采用益气养血、滋阴补阳的治法来补益气血、平衡阴阳。患者为中老年女性，因怀疑自己患癌症而开始出现情绪低落，对事物无兴趣，伴心烦焦虑不安等症状，此思虑过度而引起，然患者年过半百，阴气自半，素体心肾不交，神志失养，症见心慌心悸，手足心热，阵发性烘热汗出，入睡困难；肾水不足，木失所养，胆虚疏泄不及，则口苦口干；气郁易导致血瘀，则血行不畅，故见胸闷伴针刺样疼痛，背部、胁部呈游走样疼痛；阴血不足，脾胃、四肢无以为养，故见纳差、乏力。

二仙汤具有滋补肾阴、收敛相火的功效，用于治疗肾阴肾阳不足而导致虚火上炎的妇女更年期综合征。情志抑郁不畅，总与肝郁气滞有关，治疗时以小柴胡汤和解少阳为主。患者心肾阴血不足，阴虚之症较明显，故易柴胡为川楝子，川楝子味酸微苦，酸入肝，苦能降，能引肝胆之热下行自小便而出，不伤肝脏阴血；黄芩能够清泄热邪，两者相配，达到通达调和表里、疏利少阳气机、清泄少阳热邪的目的。白术苦而性燥，以甘味为主，能够补益脾气、健运脾阳，是健脾燥湿、补气除痞的关键药物；白芍性味酸寒，可以滋阴养血、平肝敛肝，是养肝柔肝的关键药物；二者合而用之，寒温并行，阴阳并补，补泻并用，刚柔并济，既相互制约又互相为用，具有"阴阳调和，整体调节"的作用。酸枣仁归肝经和心经，可以滋补肝脏、调养心神、敛汗生津；巴戟天、淫羊藿补肾壮阳；知母、黄柏收敛相火；龙骨、牡蛎镇惊安神、平肝潜阳、收敛固涩，与黄柏、知母合用，能清镇结合，使肾中相火得以潜藏；炙甘草、浮小麦、大枣合用为甘麦大枣汤，养心阴而安心神；茯神健脾宁心，龙眼肉有甘温之性，归心经和脾经，乃补益常用药，二者相伍，能够补养心脾，养血补血，安神定志。肝气不疏，气滞痰凝，加半夏、枳实理气化痰，加桂枝宣达被遏之肝木；重用党参者，乃为补益中焦之气，进而中焦气足而下充元气，从而使人精气充沛。

案5

李某，男，58岁。2019年11月20日初诊。

主诉：情绪低落4年。

现病史：患者4年来因工作压力大开始出现情绪低落，兴趣下降，曾至某三甲医院就诊，诊断为抑郁症、焦虑状态，予抗焦虑抑郁药物治疗，效果欠佳，为求中医治疗，来我科就诊。

刻诊：患者情绪低落，兴趣下降，中午易心烦，胸闷，口干，口苦，口黏，吐白黏痰，现腋窝及腹股沟汗出后发痒，喜温饮，双下肢乏力，纳差，不思饮食，大便黏滞不畅，小便可，入睡困难，眠浅易醒，多梦，口服阿普唑仑可睡6小时，舌边红，苔腻，脉弦。

西医诊断：抑郁症。

中医诊断：郁病。

证型：脾虚肝旺证。

治法：疏肝健脾，宁心安神。

方药：柴胡桂枝汤合二陈汤加味。

柴胡 10g，黄芩 9g，半夏 15g，党参 30g，炒白术 15g，陈皮 10g，茯苓 15g，炒酸枣仁 15g，黄连 6g，桂枝 10g，炒白芍 15g，土茯苓 30g，炒莱菔子 30g，青皮 10g，生姜 3 片，大枣 6 枚，炙甘草 15g。10 剂，水煎服。

二诊：2019 年 11 月 30 日。服前方患者情绪低落、兴趣下降稍有好转，心烦急躁、胸闷、口干、口黏腻、大便不爽症状减轻，仍纳差，吐白黏痰，倦怠乏力，眠差，腋窝及腹股沟汗出后发痒，舌边红，苔腻，脉弦。前方去黄连，加黄柏 6g，枸杞子 15g。10 剂，水煎服。并对其进行心理疏导。

三诊：2019 年 12 月 10 日。患者症状十减其五，情绪低落、兴趣下降明显好转，偶有急躁，睡眠时间和质量显著好转，大便黏腻不爽改善，口干，痰量减少，双侧腋下发痒，口黏，乏力，纳差，晨起阴囊潮湿，舌红，苔黄厚，脉弦细。前方去炒莱菔子，加生薏苡仁 15g，葛根 15g，麦芽 15g。10 剂，水煎服。并对其进行心理疏导。

四诊：2019 年 12 月 21 日。服前方症状十去其八，情绪低落基本消失，偶有急躁，睡眠时间和质量显著好转，在不服用阿普唑仑的情况下可睡 6 小时左右，口中和，二便可，腋下发痒及阴囊潮湿明显减轻，体力可，纳可，舌淡红，苔薄，脉缓而有力。中药守前方。10 剂，水煎服，以巩固治疗。

随访：随访半年，未再复发。

按：脾胃乃后天之本，脾能运化水谷及运行水液，将精微物质和津液运送到全身各处，维持人体各项生命活动。若脾脏功能正常，脏腑和脑窍得到滋养，则人体情志正常。若脾气虚损，一方面导致气血化生亏乏，脏腑和脑窍失养，神明不充，出现精神低沉、肢体困乏、饮食无味等症；另一方面出现津液布散受阻，水湿阻滞体内，湿郁困脾，表现为咳吐痰涎、头身困重、食少、便黏腻等症。

脾胃为气机升降之枢纽，能够调节气机升降。脾在志为思，思则气结，思虑太过导致气机升降失常，通行受阻，郁滞体内，出现郁闷不畅、悲观消沉、精神疲惫等症，由此可见七情中的"思"在抑郁症的发病中扮演着重要角色。最后，心为脾之母，心和脾在生理功能上有着密切的联系，两者相互作用、相互影响。若脾气虚弱则气血生化乏源，无法滋养心神，导致心脾俱虚，表现为失眠、倦怠乏力、纳差等症。

肝主疏泄，肝木有条达之性，调节全身气机，影响情绪变化。肝的生理功能正常，全身气机通畅，人体情志和谐，表现为心情舒畅、兴趣高涨、睡眠安稳；若肝的生理功能受损，气机通行受阻，导致肝气郁结，日久化火，扰乱神明，则出现心烦急躁、胸胁胀痛、难寐梦多等症。同时，肝主疏泄，影响气血津液的运行，若肝郁日久难愈，气血津液输布失常，出现痰浊、水湿、瘀血等病理产物，引起诸郁交杂则加重抑郁。肝体阴而用阳，肝阳具有升发、推动和温煦的作用，有助于肝气疏泄，维持正常的情志活动。肝藏血，内舍魂，魂以血作为物质来源，若肝血虚损，魂失所养，则表现为虚烦难眠、懒言少动、健忘乏力等症。

肝的功能受损也会影响其他脏腑功能。若长期情志抑郁，导致心气耗损，心神失养，出现悲观低沉、精神恍惚、少气懒言等症。肝的功能正常能够促进脾胃运化水谷，若肝郁不解，日久犯脾，脾胃运化功能受损，表现为饮食欠佳、胸闷不舒、善太息等症。肝藏血，肾藏精，精血同源，两者相互影响、相互转化，肝郁日久化火伤阴，造成阴精耗损，无法充养脑窍，出现抑郁不解、彻夜不寐等症。

此患者因工作压力较大，致思虑伤脾，脾虚则运化无力，纳差，不思饮食，口黏，吐白黏痰，大便黏滞不畅；湿热下注则腋窝及腹股沟汗出后发痒；脾主四肢，脾胃虚弱则气血生化乏源，四肢无以为养，故见双下肢乏力；脾土虚而木气来侮，故见口干口苦；肝旺则相火移位，扰动君火，则心不藏神而入睡困难，眠浅易醒，多梦；君火不主令，则情绪低落，兴趣下降，心烦，胸闷。其病在肝脾，涉及心，病机为脾虚肝旺，治宜疏肝健脾，宁心安神。方中柴胡桂枝汤和解少阳，清泄肝经之郁热，二陈汤燥湿健脾；其中炒白芍可以养血柔肝，而桂枝秉木气升发之性能顺达肝木，加青皮者，以其能助柴胡清泄肝经之热，加黄连清相火，酸枣仁养心阴，再以土茯苓祛除下焦之湿热，莱菔子化痰，生姜、大枣、炙甘草调和营卫。诸药合用，使脾健、肝平、心安。

此外，心理疏导对于疾病的治疗尤为重要，患者由于工作压力大而发病，如何进行心理疏导是治疗本病的关键。张怀亮对此有如下心得：①让患者制定适合自己能力的工作目标，以免工作目标较大而无法完成，造成心理压力较大；②尽量避免和其他同事进行业务能力的比较，减少来自外界的压力；③增加业务能力学习，弥补自己的不足，树立强大的自信心；④加强身体锻炼，积极参加社会活动，达到移情易性的目的。

（四）中风

案1

王某，男，61岁。2007年3月2日初诊。

主诉：右侧肢体无力两个月。

现病史：两个月前无明显诱因出现右侧肢体无力，伴言语不清，至某医院就诊，诊断为脑梗死，经治好转，现仍表现为右侧肢体无力，双手活动不灵活，右下肢弱，需家人搀扶才能行走，为求中医进一步调理，特来就诊。现主症：右侧肢体无力，心前区阵发性闷痛，体力可，心不烦，口稍干苦，纳眠可，足心发热，喜凉饮，二便调，舌红，苔黄，脉细。

西医诊断：脑梗死。

中医诊断：中风病。

证型：痰瘀阻络，气虚夹热。

治法：化痰通络，补气养血。

方药：柴芩温胆汤合加味补血汤加减。

柴胡9g，黄芩12g，半夏15g，陈皮10g，枳实10g，竹茹15g，苍术10g，丝瓜络15g，当归15g，丹参15g，制乳香9g，川牛膝30g，黄芪60g。7剂，水煎服。

服前方后，右侧肢体无力明显好转，可自主行走，但较对侧肢体力量弱，守前方加减继服14剂后右下肢无力症状基本消失，现可自主行走，亦可自主穿衣、持筷进食。

按：《丹溪手镜·中风十八》曰："半身不遂，大率多痰，在左属死血、瘀血，在右属痰，有热，并气虚。"患者因脑梗死后遗留右侧肢体无力，大病之后，正气亏虚，推动乏力，遂至痰结血瘀，阻于络脉，筋脉肌肉失于濡养，则见右侧肢体无力，阻于心络，症见心前区闷痛，痰瘀化火，因而有口干苦、喜凉饮等表现。结合舌脉，证属痰瘀阻络，气虚夹热。方用柴芩温胆汤合加味补血汤加减。加味补血汤为张锡纯《医学衷中参西录》中治疗"身形软弱，肢体渐觉不遂"的方剂。方中柴胡、黄芩调理三焦气机，半夏、陈皮理气化痰，竹茹清热，枳实导滞，加苍术以燥湿，绝生痰之源，用丝瓜络以通络，川牛膝入肝肾血分，引血下行，以利精微达于四末，又以黄芪、当归大补气血，使正气充足，自能助血上升清窍，合丹参、乳香通气活血，化其经络之瘀滞，共奏化痰通络、补气养血之功。

案2

杨某，男，42岁。2014年6月15日初诊。

主诉：突发头痛、恶心呕吐3日。

现病史：3日前因与人争吵后突然出现头痛、恶心、喷射性呕吐等症状，急查头颅CT示"左侧大脑半球出血"，出血量约15mL，家属要求保守治疗，给予醒脑静、甘露醇等对症治疗，并请张怀亮会诊。

现症：头痛，恶心呕吐，情绪烦躁，右侧肢体麻木无力，意识欠清，狂躁，发热，体温波动在38.5℃左右，腹胀，呃逆，纳眠差，口中黏腻，大便3日未解，留置胃管、尿管，舌红，苔黄腻，脉滑数。

西医诊断：脑出血。

中医诊断：出血性中风。

证型：痰蒙清窍，腑实内闭。

治法：化痰开窍，通腑开闭。

方药：温胆汤合柴胡加龙骨牡蛎汤。

柴胡 20g，黄芩 12g，清半夏 30g，陈皮 10g，茯苓 15g，胆南星 10g，桂枝 10g，大黄 3g，枳实 10g，竹茹 15g，石菖蒲 15g，生龙骨 30g，生牡蛎 30g，远志 15g，珍珠母 30g，礞石 30g，生姜 3 片。5 剂，水煎服，日 1 剂，经鼻饲。

二诊：2014 年 6 月 21 日。头痛减轻，恶心消失，情绪逐渐平稳，大便已排，仍有呃逆，舌红，苔黄，脉滑，中药调整治法为清热化痰、和胃降逆。方用柴芩温胆汤加减。药用柴胡 10g，黄芩 12g，清半夏 30g，陈皮 10g，茯苓 15g，胆南星 10g，玉竹 15g，土鳖虫 15g，枳实 10g，竹茹 15g，炒白术 15g，炒莱菔子 30g，代赭石 30g。7 剂，水煎服，日 1 剂。

三诊：2014 年 6 月 29 日。服前方后，头痛基本消失，未再出现恶心，情绪基本正常，呃逆较前明显减少，呃声亦减低，现右侧肢体仍麻木无力，无法站立，气短乏力，纳眠可，口干，大便稍干，小便频数，舌质暗红，苔白，脉细。再次调整治法为活血化瘀、益气扶正，方以地黄饮子合补阳还五汤加减。药用熟地黄 15g，山茱萸 15g，生山药 15g，巴戟天 15g，菟丝子 30g，茯苓 15g，枸杞子 15g，丹参 15g，水蛭 15g，黄芪 30g，桃仁 9g，红花 9g，当归 15g，地龙 15g，川牛膝 30g。10 剂，水煎服，日 1 剂。

服前方后，肢体力量较前明显恢复，可自主站立，嘱患者加强康复训练，守前方继服 15 剂。

按：本病属于"出血性中风"范畴，《素问·生气通天论》

言："阳气者，大怒则形气厥，而血菀于上，使人薄厥。"从病因论，因情绪过度激动，导致肝阳暴涨，气逆于上，血随气逆，脑络受损；神昏、发热均为热入血室之征，《伤寒论》云："伤寒八九日，胸满烦惊，小便不利，谵语，一身尽重，不可转侧者，柴胡加龙骨牡蛎汤主之。"此为辨证之一。患者3日未排大便，伴腹胀、呃逆，近代医家张锡纯在《医学衷中参西录》中谈及中风时云："其人之血随气而行，气上升不已，血随之上升不已……是以治此证者以通大便为要务。"王永炎教授亦认为肝阳素盛兼饮食不节，致脾失健运、聚湿生痰、痰郁化热，遇情志不畅、内风动越之时，则出现内风夹痰夹火窜扰经脉，痰热阻滞使胃肠气机不能顺降而发展成腑实证，此为辨证之二。综合分析，本案病机属痰蒙清窍，腑实内闭，治法为化痰开窍、通腑开闭，并加用礞石涤痰，石菖蒲芳香开窍醒神。

二诊时腑实得通，神志转清，然痰浊未祛，继续给予温胆汤健脾化痰。待三诊时痰浊已祛，虚象已显，此时需以益气扶正为主。另外，唐容川在《血证论》中提出著名的治血四法：止血、消瘀、宁血、补虚。本病乃出血性中风，此时已度过急性出血期，中医讲离经之血即为瘀血，瘀血不祛则新血不生，此时应注意消瘀的重要性，故加水蛭、地龙等活血化瘀之品，促进瘀血的消除与新血的生成。

本案的整个治疗过程充分体现了张怀亮对出血性中风分期论治的思想和经验。

案3

刘某，男，78岁。2014年7月26日初诊。

主诉：右侧肢体无力 1 年，加重 1 日。

现病史：1 年前无明显诱因突然出现右侧肢体无力，活动受限，至我院诊断为"脑梗死"，治疗后好转，遗留右侧肢体活动不利，但可自主行走。1 日前因天气炎热，汗出过多后突然出现右侧肢体无力，不能站立，言语不利，二便失禁，急至我院查头颅 DWI 示左侧大脑半球多发梗死，头颅 MRA 示左侧大脑前、中动脉中度狭窄。遂以"急性脑梗死"为诊断收入院。神经系统查体：神志清，精神差，高级智能活动减退，颅神经检查无明显阳性体征，右上肢肌力 0 级，肌张力低，腱反射减退，右下肢肌力 2 级，肌张力高，腱反射增强，病理征阳性，左侧肢体肌力、肌张力腱反射正常，深浅感觉未见明显异常，共济运动检查不能配合，脑膜刺激征阴性，血压 101/60mmHg。现主症：右侧肢体无力，上肢重于下肢，言语不利，强哭强笑，表情淡漠，纳眠差，口干苦，喜凉饮，大便干结，小便调，舌质红少苔，脉弦细。

西医诊断：脑梗死。

中医诊断：缺血性中风。

证型：肝肾阴虚，虚风内动。

治法：滋补肝肾，平肝息风。

方药：六味地黄汤合镇肝息风汤加减。

熟地黄 15g，山茱萸 30g，生山药 30g，枸杞子 15g，茯苓 15g，泽泻 9g，丹皮 9g，怀牛膝 15g，天冬 15g，柴胡 9g，黄芩 12g，生龙骨 30g，生牡蛎 30g，炒白芍 15g，代赭石 30g。7 剂，水煎服。

二诊：2014 年 8 月 4 日。右侧肢体较前明显好转，可自主站立，右上肢可举过头顶，但手部精细动作完成较差，不能持筷，仍有强哭强笑，表情淡漠，心烦急躁，坐卧不安，纳眠差，口干，二便调，舌质红少苔，脉弦细。中药在原方的基础上加百合 15g，知母 15g，7 剂，水煎服。

三诊：2014 年 8 月 14 日。患者病情继续好转，可自主行走 500 米，上肢力量亦明显增强，可对抗阻力，但手部精细动作较差，不能完成扣衣扣动作，肢体僵硬不灵活，心烦急躁减轻，强哭强笑减少，饮食较前增加，二便调，舌质淡红，苔薄白，脉弦。中药前方加葛根 15g，天花粉 15g，继服 15 剂，嘱患者加强肢体康复训练。

按：本病属于缺血性中风，也即张锡纯所言"脑贫血"之中风。从病因分析，患者因炎热天气下汗出导致腠开津泄，津血同源，津伤血少，血少则经脉空虚，脑失所养，此为本病的第一病因。患者年过半百，阴气自半，肾阴为阴液之本，肾阴不足，肝失涵养，则致肝阳上亢，内风始动，正如张伯龙所言"内风昏仆，谓是阴虚阳扰，水不涵木，木旺生风而气生、火升，冲击脑经所致"，此为第二病因。同时，肝阳上亢则气机逆乱，升降失司，脾胃气机不畅，脾不能为胃行其津液，四末不得濡养，故肢体无力，此为第三病因。结合舌质脉象，考虑本病病机为肝肾阴虚、虚风内动，治法为滋补肝肾、平肝息风，以六味地黄汤合镇肝息风汤加减。并加用柴胡、黄芩，取和解枢机、调畅气机之用。二诊时患者肢体无力症状好转，然仍表现为表情淡漠，强哭强笑，心烦急躁，坐卧不安，与《金匮要略》百合病之"意欲食复不能食，常默默，欲卧不能卧，欲行不能行"相似，故在原方的基础上加用百合、知母养阴清热。三诊时诸症均有好转，然肢体僵硬，符合痉证的特点，结合其阴津不足的病史，虽无汗出，但仍需兼顾"柔痉"的一面，故加用葛根、天花粉以生津止痉。

案4

刘某，男，45岁。2015年7月10日初诊。

主诉：左侧肢体活动不利3个月，再发加重伴发热4天。

现病史：患者3个月前无明显诱因突然出现左侧肢体活动不利，不能行走，无言语及意识障碍，头颅CT示"右侧基底节区脑梗死"，经当地住院治疗后可扶杖行走，日常生活可自理。4天前无明显诱因觉左侧肢体较前无力，言语謇涩，口舌歪斜，发热，体温最高达38.5℃，多以午后为主，遂至我科就诊。查头颅MRI示右侧基底节区、内囊后肢腔隙性脑梗死。神经系统查体：神志清，精神差，高级智能活动（记忆力、计算力、定向力）减退，运动性失语，双侧额纹对称，双眼闭合完全，左侧鼻唇沟变浅，伸舌左偏，口角向左侧偏斜，余未见明显异常，左侧肢体肌力3级，肌张力增高，腱反射活跃，病理征阳性，右侧肢体肌力4级，肌张力、腱反射正常，病理征阴性。现主症：左侧肢体无力，不能行走，言语謇涩，口舌歪斜，发热，恶寒，汗出，以头部汗出明显，体温波动在37.1～38.2℃，以午后为主，至晚20点左右体温恢复正常，口黏，渴不欲饮，胸闷脘痞，纳呆，大便黏滞不爽，小便频数，舌质红，苔白腻，脉濡。

西医诊断：脑梗死。

中医诊断：缺血性中风。

证型：痰湿内蕴，阻滞经络。

治法：清热燥湿，化痰通络。

方药：柴芩温胆汤合藿朴夏苓汤加减。

醋柴胡 20g，黄芩 15g，清半夏 30g，陈皮 10g，茯苓 15g，厚朴 10g，藿香 10g，杏仁 10g，薏苡仁 30g，枳实 10g，竹茹 15g，猪苓 15g，泽泻 9g，茵陈 30g，滑石 15g，生甘草 6g。5 剂，水煎服。

二诊：2015 年 7 月 16 日。服前方后体温恢复正常，左侧肢体力量较前明显好转，可扶床挪步，现觉双下肢酸软无力，不能久站，平素每逢立秋即鼻痒，打喷嚏，流清涕，气短乏力，口干渴，纳呆，痰多色白，大便干，小便频，舌红苔白腻，脉沉。调整治法为补肾化痰、益肺生津。方药以金水六君煎合生脉饮加减。药用熟地黄 15g，当归 15g，清半夏 30g，陈皮 10g，茯苓 15g，山茱萸 30g，石斛 10g，麦冬 15g，紫菀 12g，五味子 10g，党参 15g，炙甘草 10g。15 剂，水煎服，日 1 剂。

3 个月后随访，患者可自主行走，生活完全自理，能做简单家务劳动。

按：《素问·生气通天论》曰："湿热不攘，大筋緛短，小筋弛长，緛短为拘，弛长为痿。"患者左侧肢体无力，言语謇涩，查体可见肌张力增高，湿热内蕴，三焦气化不利，肝失疏泄，脾失健运，使水不化津，渐聚成痰，痰滞经络，发为偏枯，此为辨证之一。恶寒、发热、汗出，初看似风寒表虚之桂枝汤证，然张锡纯有云："偏枯证属实证者，虽有因兼受外感而得者，然必其外感之热传入阳明，而后激动病根而卒发，是以虽夹有外感，亦不可投以发表之药也，如羌活、防风之属。"此为辨证之二。汗出以头汗为主，《伤寒论》讲导致头汗出者原因有四：即热与有形之邪相结，误用下法导致变证，火邪伤津而热迫津泄，少阳微结。此为辨证之三。发热以午后为甚，状似阴虚，然必口干欲饮，大便干结，舌红少苔，而此患者口渴不欲饮，胸脘痞闷，纳呆不欲食，大便黏滞，舌红苔白腻，系湿热内蕴之象，此为辨证之四。综合分析，本病的病机为痰湿内蕴、阻滞经络，治法为清热燥湿、化痰通络，方以柴芩温胆汤合藿朴夏苓汤加减。方中柴胡、黄芩剂量较大，取其清热之功，另可调畅气机，因"治湿不理气非其治也"；半夏合陈皮、竹茹燥湿化痰，薏苡仁合茯苓健脾燥湿，厚朴、枳实行气燥湿，藿香芳香化湿，泽泻合猪苓淡渗利湿，滑石合生甘草渗湿于下。全方有祛湿化痰之功，使"湿祛而热孤"。

二诊时湿邪已去，而虚象明显。双下肢酸软，不能久立，因肾主骨，久立则伤骨；肾虚气不化津，酿生痰湿，故见痰多色白；而每逢秋后鼻痒、喷嚏，是肺燥津伤，气机不降之故；从体质辨证，"年过四十而阴气自半"。肾主一身之阴，肾阴不充，子盗母气，肺肾俱亏，表现出气短乏力等症，故调整治法为补肾化痰、益肺生津，方用金水六君煎合生脉饮加减。

案 5

袁某，男，56岁。2013年10月8日初诊。

主诉：右侧肢体活动不利4个月。

现病史：4个月前无明显诱因突然出现右侧肢体活动不

利，不能行走，无言语不利及意识障碍，至当地医院查头颅MRI示"左侧基底节区脑梗死"，住院治疗后遗留右侧肢体活动不利，伴右上肢麻木、疼痛，今为求进一步治疗，特来就诊。现主症：右侧肢体活动不利，扶杖行走，肢体僵硬不灵活，右上肢麻木、疼痛，纳眠可，口苦口干，喜凉饮，大便偏干，小便调，舌质红苔黄，脉弦硬。

西医诊断：脑梗死。

中医诊断：缺血性中风病。

证型：阴虚血亏，脉络瘀滞。

治法：滋阴养血，柔筋活络。

方药：四物汤合活络效灵丹加减。

熟地黄15g，当归15g，炒白芍60g，山茱萸15g，木瓜15g，怀牛膝30g，伸筋草30g，丹参30g，制乳香9g，没药9g，豨莶草30g，炙甘草10g。7剂，水煎服。

二诊：2013年10月15日。患者诉肢体麻木、无力较前减轻，疼痛稍减，现主要为肩部酸痛，气短乏力，大便干结，小便调，舌质红苔黄，脉滑数。前方加枳壳15g，芒硝10g，黄芪30g，党参15g。7剂，水煎服，日1剂。

电话随访，患者服药后肢体僵硬感明显减轻，自行继续服用15剂。

按：本病属于中风病后期遗留肢体活动不利，肢节疼痛。《景岳全书》曰："偏枯拘急痿弱之类，本由阴虚，言之详矣。然血气本不相离，故阴中有气，阴中亦有血。何以辨之？夫血非气不行，气非血不化，凡血中无气，则病为纵缓废弛；气中无血，则病为抽掣拘挛。"卒中后痉挛，病位在肝在筋，以肝肾阴血亏虚为本，肢体强硬拘急为标，故以滋阴养血、柔筋活络为主要治法。方中四物汤补血，大剂量白芍合炙甘草酸甘化阴；肢体疼痛，考虑为瘀血内阻，故加用活络效灵丹以活血通络止痛；二诊时主要表现为肩部酸痛，经活血化瘀治疗效果不明显，遂联想到指迷茯苓丸之症：本治肩痛，有人臂痛不能举手，或左右时复转移，由伏痰在内，中脘停滞，脾气不流行，上与气搏，四肢属脾，滞而气不下，故上行攻臂。故试用指迷茯苓丸以化痰行气、通络止痛。此外，患者兼有气短乏力，联想到张锡纯有云"从来治臂痛者，多责之风、寒、湿痹，或血瘀、气滞、痰涎凝滞，不知人身之气化壮旺流行，而周身痹者、瘀者、滞者，不治自愈"。此乃至理真言，故方中再加党参、黄芪。经随访，诸症均明显减轻。

（五）眩晕

案1

孙某，男，57岁。2020年4月22日就诊。

主诉：间断头晕20余天。

现病史：20天前无明显诱因出现头晕，随体位改变加重，持续1分钟左右，休息后可缓解，现症见头晕，翻身时加重，血压达到140/90mmHg时觉头晕不适，心慌胸闷，全身乏力，健忘，纳眠可，口中和，偶有心烦急躁，平素体力可，大便可，尿频，舌淡红，苔薄白，脉滑。

既往史：高血压病史5年余，血压最高达180/110mmHg，间断服用美托洛尔缓释片控制血压，最近未服药。7年前因过量饮酒出现右手颤动。

西医诊断：高血压病。

中医诊断：头晕。

辨证：阴阳失调。

治法：滋肾益精，燮理阴阳。

方药：左归丸合二仙汤加减。

熟地黄 15g，山茱萸 15g，山药 15g，枸杞子 15g，制首乌 15g，知母 10g，黄柏 10g，桑螵蛸 15g，巴戟天 10g，淫羊藿 10g，生龙骨 30g，生牡蛎 30g。10 剂，水煎服。

二诊：2020 年 5 月 2 日。服前方后症状减轻，纳可，无口干、口苦、口渴等，饮食无寒温偏好，血压已平稳，二便调，脉滑。中药前方加麦冬 15g。14 剂，水煎服。

三诊：2020 年 5 月 15 日。服前方效佳，诸症好转，血压维持在 110～130mmHg/70～80mmHg，现症见头晕消失，纳可，眠可，心烦急躁消失，体力可，二便可，血压稳定，脉数。中药前方加鬼针草 30g，生杜仲 15g。21 剂，水煎服。

按：高血压是中老年人的一种常见病，古代无高血压之名，其症状可见于眩晕、头痛等疾病中，现代医家根据高血压病常见的临床表现，将其分为肝火上炎、肝阳上亢、肝肾阴虚、阴阳两虚、痰湿壅盛、瘀血阻络等证型。其病位主要在肝肾，病理因素主要是痰、瘀、热。中医认为高血压是一种人体阴阳平衡失调的综合征。《灵枢·海论》曰："髓海有余，则轻劲多力，自过其度；髓海不足，则脑转耳鸣，胫酸眩冒，目无所见，懈怠安卧。"患者中老年男性，乏力、健忘责之肾精不足。肾精化肾气，肾气分阴阳，小便频数，乃肾气亏虚，气化不利。肾精亏损者往往阴阳两虚，阴阳俱虚于下而又虚火上炎，则见头晕、心烦。张怀亮曾言，中老年患者往往有此阴阳失调之特征，多次以温肾阳、补肾精、泻肾火治疗围绝经期综合征、中老年内伤发热、更年期高血压等病，疗效显著。

根据患者之病因病机，治当滋肾益精、燮理阴阳，方选左归丸合二仙汤加减。左归丸是补肾阴的经典名方；二仙汤主要针对围绝经综合征的治疗，该方剂临床应用多年，逐渐成为公认的温肾阳、滋肾阴、调冲任的代表方。首诊方中熟地黄、山茱萸、山药、枸杞子、制首乌补肾益精，巴戟天、淫羊藿补肾温阳，桑螵蛸缩尿，知母、黄柏清泻相火，生龙骨、生牡蛎收敛外越之相火。二诊时患者症状明显减轻，说明辨证准确，加麦冬以滋益肺肾，使金水相生。三诊时患者诸症消失，加用降压专药鬼针草，该药性温、味苦、无毒，对血压具有良好的调节作用，服之无降压太过之弊；杜仲既可补益肝肾，又可辅助降压。纵观本案的诊疗过程，将辨证论治、辨体论治与专病专药相结合，衷中参西，可谓"运用之妙，存乎一心"。

案2

马某，女，60岁。2020年5月12日就诊。

主诉：头晕半年余，加重1天。

现病史：半年前无明显诱因出现头晕，凌晨2:00～3:00尤甚，伴恶心呕吐，视物旋转，腹泻，汗出，经治疗症状改善不明显，现症见头晕，晨起尤甚，无恶心呕吐，无视物旋转，右耳耳鸣，偶有心慌胸闷，头昏沉不清，无心烦急躁，体力可，纳可，口干，眠可，大便不成形，2～3次/日，小便频，眩晕发作时畏声，脉细。

既往史：蝶窦囊肿术后 10 余年，双侧甲状腺切除术 30 余年，有偏头痛病史。

西医诊断：前庭性偏头痛。

中医诊断：头痛。

证型：真阴不足，肝旺脾虚。

治法：滋肾平肝健脾。

方药：六味地黄丸合当归芍药散、天麻钩藤饮加减。

熟地黄 15g，山茱萸 15g，生山药 15g，枸杞子 15g，炒白芍 15g，炒白术 25g，当归 10g，川芎 30g，天麻 15g，钩藤 30g，石决明 30g。10 剂，水煎服。

二诊：2020 年 5 月 22 日。服前方头晕减轻，无恶心呕吐，无视物旋转，近几日无头晕，右侧耳鸣，无心慌胸闷，纳可，口干苦，心烦，夜间盗汗，眠可，大便可，小便涩痛，脉数。中药前方去石决明，加川楝子 9g，黄芩 9g，黄柏 10g，生龙骨 30g，生牡蛎 30g。10 剂，水煎服。

三诊：2020 年 6 月 3 日。服药后症状明显缓解，劳累后稍头晕，两分钟后缓解，无视物旋转，无恶心呕吐，心稍烦，耳鸣，纳可，口苦，大便可，小便频伴疼痛，上半身热，双膝以下发凉，脉数。调方：熟地黄 90g，巴戟天 30g，天冬 30g，麦冬 30g，茯苓 12g，五味子 10g，砂仁 10g，肉桂 2g，炙甘草 15g。10 剂，水煎服。

四诊：服前方后双膝已不软，大便日 2～3 次，头晕明显改善，双膝关节发凉减轻，上半身出汗减轻，头晕较前好转，小便调，脉数。中药前方加炒白术 15g，桂枝 10g。10 剂，水煎服。

按：本案辨证属真阴不足，肝旺脾虚（水亏木旺土虚）。患者年届花甲，肝肾真阴不足；肾司二便，开窍于耳，肾虚失充，故见耳鸣；气化不利则见尿频；脉细亦为阴血不足之征。子时属肝，凌晨 2～3 时发病，恰为肝经当令之时；《灵枢·顺气一日分为四时》曰："春生，夏长，秋收，冬藏，是气之常也，人亦应之，以一日分为四时，朝则为春，日中为夏，日入为秋，夜半为冬。"患者晨起头晕尤甚，乃因肝阳偏亢，上升太过所致。大便不成形，一日 2～3 次，乃脾虚运化无力之象。本案头晕病位在脑，涉及肾、肝、脾三脏，虚实夹杂，治当滋肾平肝健脾，方选六味地黄丸、当归芍药散、天麻钩藤饮加减。其中熟地黄、山茱萸、山药、枸杞子、炒白芍滋养肝肾真阴，天麻、钩藤、石决明平肝潜阳，炒白术健脾止泻，患者有偏头痛病史，用当归、川芎养血活血止痛。诸药合用，滋水平木益土，阴阳和谐则头晕自除。

二诊时病机演变，患者心烦口苦、夜间盗汗，属肝郁化火、阴亏火旺，加用川楝子、黄芩疏肝泻火，黄柏合补肾诸药滋肾阴、泻相火，生龙骨、生牡蛎既可平肝潜阳，又可收敛止汗。"腰膝以下，肾气所主"，三诊时患者双膝以下发凉，上半身热，乃真阴不足，阴不敛阳，相火腾越于上而虚于下，上热下寒，故以引火汤加减峻补真阴，引火归原。四诊时因大便溏薄，加用炒白术、桂枝温运脾阳以止泻。患者先后就诊四次，每次药物皆有加减变化，体现了"观其脉证，知犯何逆，随症治之"的原则，机圆法活，不落窠臼。

案3

张怀亮回忆：20 世纪 80 年代末，一离休干部，70 多岁，患高血压病多年，若不服用降压药物则血压过高，最高可到 170～180mmHg/100～110mmHg，若服用降压药物会因为血压偏低而头晕，最低可致 100～110mmHg/60～70mmHg，反复更医换药，头晕一直未改善。

刻诊：中午头晕，余无所苦，舌脉无异。

西医诊断：低血压头晕。

中医诊断：眩晕。

证型：心阳不足。

治法：温补心阳。

方药：桂枝甘草汤。

桂枝 10g，炙甘草 9g。5 剂，水煎服。

患者取方交费后非常生气，门诊部主任找到张怀亮说："此人为副省级离休干部，患病多年，花钱很多，用过不少名贵药，这次特意找你就诊，五剂药仅几元钱，他认为你不重视他的病情。"张怀亮略有所思，提笔在原处方上加黄芪 30g，该主任求曰："能不能再加几味药？"张怀亮告之："再加药就影响疗效了。"患者满腹疑虑，带方返回。一周后复诊，患者喜形于色，告知再服降压药已不头晕。

按：无论中医还是西医，都有时间医学的概念，比如西医临床中口服激素常在每天早晨 8 点。中医临床中时间医学的应用更为丰富。天人相应，天地为一大自然，人身为一小天地。国医大师李济仁教授曾出版专著《中医时间医学研究与临床应用》，书中记载随着昼夜变化、寒暑交替，人体有年节律、月节律、日节律等的变化，这些对指导中医临床大有裨益。本案患者午时发病，余无所苦，定位属心，且因血压低而头晕，病性属虚，考虑心阳不足。《素问·六节藏象论》曰："心者，生之本，神之变也，其华在面，其充在血脉，为阳中之太阳。"心为阳中之太阳，通于夏气，又主血脉。心阳隆盛，才能发挥其主血脉之能。心阳不足，则无以鼓动血脉，血脉运行不利则无以上达元神之府，脑失所养，故而头晕。治当温补心阳，方选仲景之桂枝甘草汤加减，药专力宏，单刀直入，为顾及患者心理，加用黄芪30g益气升阳。药只三味，却简便廉验，与降压药合用，有相辅相成之妙，如此可谓真正的中西医结合。

案4

毕某，女，53岁。2009年8月31日就诊。

主诉：头晕10天。

现病史：10天前因月经量多，月经第四天出现头晕，无视物旋转。现症见头晕，视物不清，活动后加重，眠差，入睡困难，二便可。

既往史：无高血压病史。

体格检查：血压150/100mmHg。舌质淡，苔薄白，脉沉细。

中医诊断：眩晕。

证型：气血亏虚，阴虚阳亢。

治法：益气养血，平肝息风。

方药：圣愈汤加味。

党参15g，黄芪30g，熟地黄15g，当归15g，白芍15g，川芎10g，枸杞子15g，珍珠母30g，桑叶15g，菊花15g。7剂，水煎服。

二诊：2009 年 9 月 7 日。服前方后头晕明显减轻，原来晕车，经治疗后消失，现觉视物不清，目涩，身体较前明显有力，心烦急躁，纳可，眠差，多梦，二便正常，舌质淡，苔薄白，脉沉细。予柴胡 10g，黄芩 9g，生地黄 12g，麦冬 15g，白芍 15g，枸杞子 15g，牡丹皮 9g，桑叶 15g，菊花 15g，谷精草 15g，密蒙花 15g。7 剂，水煎服。

三诊：2009 年 9 月 15 日。服前方后仍感头晕，视物不清减轻，左眼外直肌、右眼内直肌麻痹，左眼干涩，心烦急躁，纳可，眠差，多梦，二便正常，舌质淡，苔薄白，脉沉细。中药前方加夏枯草 15g，黄芪 30g，当归 15g。7 剂，水煎服。

四诊：2009 年 9 月 23 日。服前方 3 剂后，左眼干涩明显减轻，向右看时清，向左看时模糊，偶有心烦急躁，纳可，眠差，多梦，二便可，舌淡，苔薄黄，脉沉细。中药前方加女贞子 15g，旱莲草 15g。7 剂，水煎服。

五诊：2009 年 9 月 30 日。诉服前方诸症好转，未再继续服药。

按：头晕实证常责之肝阳、痰浊、瘀血，虚证每责之气血亏虚、肾精不足。然就临床所见，其病机纷繁复杂，常相互兼夹。《素问·阴阳应象大论》曰："年四十，阴气自半也，而起居衰矣。"《素问·上古天真论》曰："七七，任脉虚，太冲脉衰少，天癸竭，地道不通，故形坏而无子也"。患者中年女性，已过七七之年，阴血本已不足，加之月经紊乱，经量过多，血海不足，清窍失荣，故而头晕；气血亏耗，脉道失充，脉象沉细，故辨为气血亏虚；肝开窍于目，阴血亏虚，两目失荣，故而干涩；肝藏血，血舍魂，心藏脉，脉舍神，心肝血虚，神魂失养，故而眠差；肝为刚脏，体阴用阳，阴血不充，无以制阳，肝阳偏亢，可见头晕，查体可见血压偏高，此中医之微观辨证也。四诊合参，中医辨证属气血亏虚，阴虚阳亢，治当益气养血，滋阴平肝，方选圣愈汤加平肝息风之药。方中圣愈汤（党参、黄芪、熟地黄、当归、炒白芍、川芎）益气养血，枸杞子补肝肾而明目，桑叶、菊花清肝明目，珍珠母平肝潜阳。诸药合用，补泻兼施，看似药味庞杂，实则"药有个性之专长，方有合群之妙用"，共奏益气养血、滋阴平肝之功。

药症相符，故服药后症状明显减轻。二诊时患者身体较前明显有力，心烦急躁明显，乃气虚已复、阴虚火旺之征。故以滋益肝肾真阴、清肝明目之品治之。三诊时仍诉心烦急躁、左眼干涩，考虑肝火偏旺，暗耗真阴，故加夏枯草以增清肝明目之功。脾主肌肉，"五脏六腑之精，皆上注于目而为之精……肌肉之精为约束，裹撷筋骨血气之精而与脉并为系"。患者左眼外直肌、右眼内直肌麻痹，舌质偏淡，加用黄芪健脾升清，当归养血活血。四诊再加滋阴泻火之二至丸，以求速效。

案5

梁某，男77岁，2015年11月3日就诊。

主诉：发作性头晕1个月余。

现病史：患者1个月前无明显原因出现头晕伴心慌、心烦急躁，无口干口苦，喜热饮，大便溏，日1次，小腹发凉，喜热敷，形体消瘦，面色晦暗，畏寒，纳眠可，舌质淡红，苔薄白，脉弦紧。

中医诊断：眩晕。

证型：阳虚水泛。

治法：温阳利水。

方药：苓桂术甘汤加减。

茯苓 15g，桂枝 10g，炒白术 15g，龙骨 30g，牡蛎 30g，炙甘草 10g，制附子 6g。7 剂，水煎服。

二诊：2015 年 11 月 10 日。服前方诸症十减八九，偶有阵发性头晕，持续数分钟后缓解，伴有心慌，心烦急躁减轻，纳可，喜热饮，小腹部、会阴部及双膝关节冷痛，傍晚明显，大便溏，饮凉则泻，眠可，舌红，苔薄白，脉弦滑数。中药前方加干姜 10g，党参 15g。10 剂，水煎服。

三诊：2015 年 11 月 20 日。患者自觉服药后不如初诊时症状改善明显，现偶有阵发性头晕伴心慌，持续数分钟后缓解，无心烦，口干，口黏，乏力，动则汗出明显，汗后身凉怕风，平躺时多咯吐白痰，上半身发热，腰部、小腹及双膝发凉，双足心发热，夜间明显，善太息，纳可，喜热饮，眠欠佳，大便溏，饮凉腹泻，小便可，舌红，苔黄腻少津，脉弦紧数。拟方：熟地黄 15g，山茱萸 15g，山药 15g，茯苓 15g，泽泻 9g，牡丹皮 9g，桂枝 10g，制附子 9g，炒白术 15g，干姜 10g，生龙骨 30g，生牡蛎 30g，炒白芍 12g。10 剂，水煎服。

按：此案辨证属脾肾阳虚，水气上泛。《灵枢·师传》曰："夫中热消瘅则偏寒，寒中之属则偏热。"《医宗金鉴·四诊心法要诀》言："喜冷有热，喜热有寒，寒热虚实，多少之间。"

喜热饮、大便溏乃中阳不足之象，患者年近八旬，真阳亏虚，无以温煦四肢百骸，则见小腹发凉、畏寒。"阳化气，阴成形"，患者阳气亏虚，无以蒸腾气化，则致水饮内停，水寒之气凌心则见心悸，上冲头目则见头晕。《伤寒论》曰："伤寒若吐若下后，心下逆满，气上冲胸，起则头眩，脉沉紧，发汗则动经，身为振振摇者，茯苓桂枝白术甘草汤主之。"弦脉主饮，紧脉主寒，脉弦紧亦是阳虚饮停之象。至于心烦急躁，非实热所致，考虑为阳虚烦躁，因脾肾阳虚，无根之火上扰心神，《伤寒论》曰："火逆，下之，因烧针烦躁者，桂枝甘草龙骨牡蛎汤主之。"病痰饮者，当以温药和之。治当利水消阴、通阳降浊，方用苓桂术甘汤加附子温阳利水消饮，加生龙骨、生牡蛎敛浮阳而安心神。方证相应，收效迅速。二诊时仍大便溏薄，饮凉则泻，故取理中汤之义，加用干姜、党参以增温补中焦之力。三诊时患者诉服药后不如前方效果明显，仔细思索，患者症状表现呈"两头热，中间凉"，大便溏、喜温饮为中阳不足；腰部、小腹及双膝发凉喜暖为肾阳亏虚；上半身、足底发热为肾阴不足，阴不敛阳。治当脾肾双补、阴阳兼顾，故以金匮肾气丸加用炒白芍阴阳双补，生龙骨、生牡蛎收敛外越之浮阳，炒白术、干姜温补中焦，如此脾肾双补，标本兼治，而头晕自除。

（六）头痛

案1

梁某，男性，30岁。2018年6月2日就诊。

主诉：发作性头痛10年，再发加重3天。

现病史：10 年来为头痛苦恼不休，部位以前额明显，可连及两鬓，性质多为胀痛或跳痛，情绪激动时加重，严重影响睡眠，表现为眠浅易醒，多梦，心烦急躁，口渴喜凉饮，因头痛时常担心入睡导致休息不佳，又进一步加重头痛、焦虑，渐出现社交能力障碍，不爱交流，情绪低落。舌淡红，苔薄黄，脉弦细数。

西医诊断：紧张性头痛。

中医诊断：头痛。

证型：肝火上炎证。

治法：轻清疏风，散热止痛。

处方：《论医集》祛风头痛方加减。

柴胡 10g，黄芩 9g，连翘 15g，夏枯草 15g，苦丁茶 6g，桑叶 15g，菊花 15g，白芷 10g，藁本 12g，薄荷 6g，白茅根 15g，荷叶 12g。10 剂，水煎服。

二诊：2018 年 6 月 13 日。患者头痛缓解不明显，但睡眠明显好转，心烦急躁、焦虑抑郁明显减轻，情绪趋于稳定，改以养阴柔肝、疏风通络为治法，药物：柴胡 10g，黄芩 9g，当归 10g，白芍 15g，川芎 30g，炒酸枣仁 15g，黄连 3g，钩藤 30g，地龙 15g，羌活 10g，防风 10g，炙甘草 10g，制川乌颗粒 12g（冲服）。10 剂，水煎服。其中制川乌颗粒冲服，以口不麻为度。

三诊：2018 年 6 月 23 日。患者头痛明显缓解，大便稍干，中药加炒决明子 30g。四诊头痛已不明显，中药去川乌，加枳实 10g 善后。服药后头痛已基本消除。

后患者以睡眠不安再来调理，自诉尽管头痛未再发作，但因担心病情复发，逐渐出现心烦急躁、焦虑不安，审其病因乃是情志所致，故以养心安神、疏肝解郁为治法，以归脾汤、六味地黄丸或甘麦大枣汤加减，再配以黛力新缓解焦虑抑郁症状，效果明显。

按：本案起初以头痛为主，因久治不效，逐渐引起焦虑、心烦急躁、入睡困难，使得辨证困难。患者以前额及两鬓疼痛为主，是阳明经、少阳经所循行之处，胀痛或跳痛是火性炎动之象，故首诊以祛风头痛方加减，本方原载于岳美中先生所著《论医集》之中，张怀亮师其法而有所化裁。肝为风木，风气通于肝，相火附于肝，肝木为病，无论肝气郁结还是升发太过，皆易化火，"风木生于热，以热为本，以风为标，凡言风者，热也"，故又有热极生风之言。风火皆属阳，风助火势，火借风威，二者常相互化生而相兼为病，肝风、肝火（阳）犹是如此。本案中，立法即是在辨证基础上，又参风火之性选药组方，病虽为肝火所致，但不独选苦寒泻火之品，而配辛凉疏风兼入肝肺经之药。所选柴胡、荷叶、桑叶、菊花、连翘、薄荷、白芷、藁本之类即为"风药"，此类药味辛，性宣散走窜，疏风散邪，既是遵"火郁发之"之意，又是考虑火气壅遏气机之虞，辛凉疏肝又散肝经风热，辛温升阳散火（有苦丁茶、黄芩苦寒及辛凉之品相配，虽温而无助火升阳之弊），疏风清火，予邪火以出路，且所选药多兼入肺经，清肺肃肺，以制肝木，此佐金平木之法。二诊以治疗头痛为主，考虑到肝脏体阴用阳之性，少阳与厥阴同调，方中选川乌是取其止痛之功，对于头痛剧烈者，张怀亮多用此药，若是多年的顽固性头痛，又常加全蝎、蜈蚣等虫类攻窜之品，效果即显，此亦是经验用药。后患者头痛基本消失，又以不寐求治，实是情志作祟。

纵观本病，起初为因病致郁，头痛伴有不寐、心烦，后则为因郁致病，头痛已愈，因不必要的担心引起不寐、焦虑；张景岳曾提到"凡五气之郁，则治病皆有，此因病而郁也；至若情志之郁，则总由乎心，此因郁而病也"。当然临床上主病合并抑郁者最多，这就要求我们医师详细问诊，明辨疾病的发生发展过程，以及主病与不良情绪之间的微妙关系。

案2

翟某，男，66岁。2019年12月3日初诊。

主诉：头痛10天余。

现病史：患者10天前无明显原因出现头痛，性质为胀痛或跳痛，痛处不定，多在左侧颞顶部，情绪激动时头痛加重，头部发热，下肢凉，急躁易怒，乏力，耳鸣，睡眠差，纳可，喜凉饮，口干苦，大便干，3天一次，小便黄，舌红苔薄黄，脉数。

既往史：高血压半年。

西医诊断：高血压病。

中医诊断：头痛。

证型：肝肾阴虚，相火上扰。

治法：滋阴泻火。

方药1：当归六黄汤加减。

川楝子9g，黄芩9g，黄连6g，黄柏10g，生地黄15g，熟地黄15g，炒白芍15g，炒酸枣仁15g，龙眼肉15g，淫羊藿10g，肉桂1g，黄芪30g，生龙骨30g，生牡蛎30g。6剂，日

1 剂，水煎服。

方药 2：引火汤加减。

熟地黄 90g，巴戟天 30g，天冬 30g，麦冬 30g，茯苓 12g，肉桂 1g，砂仁 10g，五味子 10g，生龙骨 30g，生牡蛎 30g。9 剂，日 1 剂，水煎服。

二诊：2019 年 12 月 20 日。半月后患者因开他药至我院门诊，特至我科门诊告知，头痛消失，头部发热及下肢发凉改善，乏力、耳鸣、睡眠均改善，纳可，口干苦好转，二便调。

按：观该患者之症，头疼、头胀、耳鸣、口干苦、急躁易怒、头部热，一派火旺炎上之象，细究其本，患者年老体衰，"年过四十，而阴气自半"。患者花甲之年，阴液久虚，阴不敛阳，水弱木失滋荣，又恰逢春木生发之际，厥阳冲逆，故见一派相火炎上之象。"诸逆冲上，皆属于火"，虚火上冲，则见头面发热，而于下元火失温煦，年老阴亏，阴损及阳，命火衰微，故见下肢冰凉。辨证当为肝肾阴虚、相火上扰。

但该案患者以头痛来诊，虽阴虚为本，火旺为标，但头疼猝然发生，最令患者痛苦。《金匮要略·脏腑经络先后病脉证》曰："夫病痼疾，加以卒病，当先治其卒病，后乃治其痼疾也。"故临证首方当先以降火为主、养阴为辅，后以大剂养阴之品继续治疗。先以当归六黄汤加减折其亢火治标，方中黄芩、黄连、黄柏苦寒直折亢盛之火；白芍、生地黄、熟地黄滋养阴血以使水能制火，因当归偏温易助火，而白芍养阴之力更著，故以白芍易当归；壮火食气，故加黄芪既能补气，又能安未定之阴；因口苦易怒，故以柴胡、黄芩清透肝胆之火，畏柴胡劫肝阴，故以川楝子代替，防其升散太过；加生龙骨、生牡蛎镇潜肝阳；用酸枣仁、龙眼肉养心安神；淫羊藿合黄柏有二仙汤之义，温而不燥，可益精气、补真阳；并用少量肉桂引火归原。次方给予引火汤加减大补真水，引火归原，以治其本。熟地黄重用为君，大补肾水，臣以天冬、麦冬入肺肾，金水相生，此皆为肾水不足所致，即"壮水之主"之意；以巴戟天为臣，一则温补下元，其性温而不燥，无耗阴之弊，另则同气相求，以引浮游之火下行；五味子能收降浮火，补养肾阴；佐茯苓、砂仁、甘草补益中焦，厚土伏火，培土制水，且可制大剂滋阴药腻脾碍胃之弊；生龙骨、生牡蛎益阴潜阳，可引逆上之火下归其宅。二诊时患者已达"阴平阳秘、精神乃治"。本病例前方以祛邪为先，后方以补益为要，故临证要结合标本、寒热、虚实，切不可故守一方。

案 3

刘某，女，49 岁。2017 年 7 月 9 日初诊。

主诉：头痛间断发作，伴烘热汗出 3 年。

现病史：3 年来自觉身体燥热，从下而起，上冲头面，头痛频作，以跳痛或胀痛为主，多伴汗出，近 1 个月来夜间多发，平素眠差，近期服用安定类药物，一者为改善睡眠，二者避免头痛发作，口渴咽干，喜温饮，口苦，乏力气短，双膝无力，心烦急躁，月经时来时断，纳差，二便尚可，舌红，苔薄黄腻，脉弦细。

西医诊断：更年期综合征。

中医诊断：头痛。

证型：血虚肝旺，阴阳失调。

治法：疏肝清热，燮理阴阳。

方药：一贯煎合封髓丹加减。

川楝子9g，黄芩9g，清半夏15g，生地黄15g，麦冬15g，枸杞子15g，当归15g，黄柏30g，砂仁21g，淫羊藿10g，龙骨30g，牡蛎30g，炙甘草15g。7剂，水煎服。

二诊：2017年7月16日。7剂后觉病去十之八九，未见燥热汗出，头痛亦未再发作，双下肢乏力好转，无其他不适，舌红苔薄，脉弦细滑。中药前方加肉桂5g，7剂，水煎服，每日1剂。

电话回访，7剂服完后觉效佳，自行按二诊方又服7剂，现觉身体状态甚佳，无不适。

按：本案患者自觉燥热从下身而起，上冲头面，《素问·至真要大论》云："诸逆冲上，皆属于火。"患者兼有口咽干渴、身热、足热、急躁等一派阴虚燥热之象，结合舌质脉象，病性属热无疑。患者为中老年女性，"年过半百，阴气自半"，分析本病形成的原因，患者素体肝肾阴虚，阴血不能濡养肝木，相火妄动，引动肝风而致病。肝为风木之脏，体阴而用阳，其性刚，主升主动，全赖肾水以涵之，血液以濡之，若阴血衰耗，水不涵木，木少滋荣，则失其条达之性，木气内郁，蕴热生风，经气上逆，干犯清道，阴阳之气乖戾，则壅遏而痛。阴虚则内热，患者口苦，并无头晕、恶心，乃少阳三焦相火妄动之征；烘热汗出，乃妄动之相火熏蒸阴液所致；以上皆为病理之相火妄动所致之实火；近1个月来夜间燥热、头痛多发，郑钦安在《医理真传》中言："《经》云阴虚生内热，是指邪气旺而血虚，并非专指午后夜间发热为阴虚。今人全不在阴阳至理处探取盈缩消息，一见午后夜间发热，便云阴虚，便去滋水，推其意以为午后属阴，即为阴虚，就不知午后夜间正阴盛之时，并非阴虚之候。即有发热，多属阴盛格阳于外，阳气不得潜藏，阳浮于外，故见身热。"此妄动之相火由何而出？究相火浮越之由有三：一者下焦阴盛，逼阳外越，所谓"水寒不养龙"；二者下焦阴虚，阴不涵阳，所谓"水浅不养龙"；三者土虚，相火失于潜藏。纵观本案患者症状及舌质脉象，无腰膝酸软、畏寒肢凉、小便清长等肾阳虚之症，基本排除阴盛阳虚证。患者肝肾阴虚火旺，兼有纳呆、喜温饮等中焦不足的症状，故首诊时选用一贯煎和封髓丹加减；川楝子疏肝气、清肝火，理气止痛；生地黄滋阴养血，补益肝肾，合麦冬、枸杞子、白芍滋养肝肾，标本同治，滋阴泻火；加龙骨、牡蛎一为潜镇虚火，一为收敛止汗、重镇安神；黄柏泻相火，"肾之蛰藏，必藉土封"；砂仁、炙甘草温中行气、补益脾土，以助肾之封藏，且兼顾黄柏苦寒伤中之弊。二诊时患者觉双下肢乏力、发凉，予以肉桂引火归于下元。

张怀亮指出头痛的发生与肝的生理功能失常有密切关系。他强调本证多见于40岁以上女性患者，症见头胀痛或跳痛，心烦胸闷，失眠，口干口渴，或伴阵发性烘热汗出，大便干，舌红苔少，脉弦细。治以养阴疏肝，清热息风，方用一贯煎加味。若汗出较甚者加浮小麦、淫羊藿、知母以调理冲任、燮理阴阳。

案4

王某，女，34岁。2019年8月12日初诊。

主诉：发作性头痛 10 年。

现病史：患者 10 年来受凉吹风后即出现发作性头痛，以一侧痛为主，发作时畏光畏声，双目干涩，四肢不适，头痛持续时间不等，口服感冒胶囊后可好转，口中和，喜热饮，心烦，情绪低落，畏寒，眠可，二便可，月经量少色暗，舌暗红，苔薄白，脉弦。

西医诊断：偏头痛。

中医诊断：头痛。

证型：气郁寒凝证。

治法：宣畅气机，散寒通脉。

方药：小柴胡汤合当归四逆汤加减。

柴胡 10g，黄芩 9g，半夏 15g，枳实 12g，茯苓 15g，当归 15g，炒白芍 15g，桂枝 10g，细辛 10g，通草 15g，熟地黄 15g，黄芪 30g，炙甘草 10g，白酒为引。7 剂，水煎服，每日 1 剂。

二诊：2019 年 8 月 19 日。现情绪改善，遇冷空气时，头痛症状仍会发作，觉有头痛发作先兆时自行服用伤风胶囊可好转，现遇冷空气发作时头部一侧酸痛，纳眠可，喜温饮，畏寒，二便可，舌淡红，苔黄厚，脉滑。拟方：羌活 10g，防风 10g，细辛 10g，白芷 10g，当归 15g，川芎 15g，黄芪 30g。7 剂，水煎服，每日 1 剂。

三诊：2019 年 8 月 27 日。服前方症状稍好转，畏寒减轻，现遇冷空气时上述症状仍发作，鼻冷痛，头一侧痛，位置不固定，发作时服伤风胶囊亦不能控制，鼻吸入冷空气时头痛，颈项强硬，头痛一侧伴肢体发凉，纳眠可，畏寒，二便调，舌淡红，苔薄白，脉数。调方：麻黄10g，桂枝10g，葛根15g，白芍15g，炙甘草10g，大枣3枚。7剂，水煎服，每日1剂。

四诊：2019年9月6日。服前方症状较前明显缓解，现遇冷空气后项强发紧，耳鼻发凉疼痛，偶有半身关节僵硬，偶有恶心呕吐，纳可，喜热饮，眠可，二便调，舌质红，苔薄白，脉滑数。前方加干姜10g，黄芪30g。7剂，水煎服，每日1剂。

按：此案先后历经四诊方得良效，思考其因，在于初诊时未识得病时虽久，邪仍主据太阳，二诊、三诊、四诊时反思前面治法并审证遣方，遂得良效。一诊时患者平素头部畏寒怕风，外出则必厚裹头面，遇风寒、冷水加重，痛势剧烈，伴心烦懊恼，多因郁热所致，因其体内素有郁热，阻遏营卫之道，腠理毛窍敞开，风寒之邪因而客之，束其内火，火邪不得宣散，闭逆而为痛。畏寒、月经量少色暗是寒凝经脉、血行不利所致。久病多郁，情志不畅，气郁化火，虚热内生，上扰心神则见心烦急躁，弦为肝之主脉，辨证为气郁寒凝。小柴胡汤"但见一证便是，不必悉具"，《黄帝内经》云："按其寸口人迎，以调阴阳，切循其经络之凝涩，结而不通者，此于身皆为痛痹，甚则不行，故凝涩，凝涩者，致气以温之，血和乃止。"故选用小柴胡汤合当归四逆汤加减宣通内外、调畅气机、温痛血脉、散寒止痛。柴胡质轻清，味苦微寒，可疏解少阳之邪；黄芩苦寒，清泄少阳邪热。两者合用，使少阳半表半里之邪外透。半夏降逆温中，当归甘温，养血和血；桂枝、细辛温经散寒，温通血脉，白芍养血和营，助当归补益营血；通草通经脉，畅血行，熟地黄填精益阴；黄芪、桂枝、白芍益气温经，和血通痹；甘草调和药性，白酒引药达四肢。二诊时仅心烦改善，情绪可，头痛如前，仔细思考方知，遇冷空气头部一侧酸痛是因风寒侵犯头窍，郁遏闭塞气血经络，不通则痛，舌淡红、苔黄厚、脉滑为内有蕴热，表证兼里证之象。治当发散风寒湿邪，兼清里热。方中羌活味辛苦、性温，能散表寒、祛风湿、利关节、止痹痛；防风辛甘性温，为风药之润剂，能祛风除湿、散寒之痛；细辛、白芷、川芎祛风散寒、宣痹止痛，无辛温之品燥烈伤阴之虞。三诊症状有所减轻，观其舌苔，里热已清，仅寒无热，病机更为单纯，寒束太阳则畏寒，阳气郁遏，营卫不和，筋脉拘挛，可见头痛，项背僵硬疼痛，"太阳病，项背强几几，无汗，恶风，葛根汤主之"。方中葛根解肌散邪，生津通络，辅以麻黄、桂枝疏散风寒、发汗解表，芍药、甘草生津液、缓急止痛，大枣调和脾胃。诸药配伍，共奏发汗解表、生津舒筋之效。四诊方药对证，效如桴鼓，兼有喜热饮、恶心等中焦虚寒之症，以前方加干姜温中散寒，黄芪补中益气固表。

张怀亮认为《伤寒论》大多数条文当中都列举有方证的主治症状，临证时这些症状都可能成为辨证的切入点，如桂枝加葛根汤中的"项背强"，大柴胡汤的"按之心下满痛"等。掌握这些切入点，临证时便可迅速与其对应的方证联系起来，如只要见到"心下痞硬，噫气不除"便可运用旋覆代赭汤，只要见到"喜悲伤欲哭"便可运用甘麦大枣汤等，这大大简化了辨证的过程，提高了用药的准确性，对于许多无切入点可寻的疾病，"守株待兔"的方法行不通，应学会谨守病机，灵活发挥。正如《素问·至真要大论》云："谨守病机，各司其属，有者求之，无者求之，盛者责之，虚者责之。"

案 5

樊某，女，38 岁。2019 年 3 月 7 日初诊。

主诉：发作性头痛 1 年。

现病史：1 年前因生气后出现头部胀痛，伴畏光畏声，需服止痛药物头痛方止，心烦急躁易怒，悲伤欲哭，情绪波动时易诱发头痛，现症见头闷痛，昏沉不清，心烦急躁易怒，情绪不稳，难以自控，心情沮丧，情绪低落，两胁胀痛，乏力，口干口苦，纳差，偶有反酸烧心，眠浅易醒，多梦，二便正常，舌淡红，苔薄白，脉沉细。

西医诊断：偏头痛。

中医诊断：头痛。

证型：少阳郁遏，相火上炎，心脾两虚。

治法：调畅枢机，清泻相火，养心安神。

方药：小柴胡汤、当归六黄汤合甘麦大枣汤加减。

柴胡 10g，黄芩 12g，生地黄 15g，熟地黄 15g，黄连 5g，黄柏 10g，当归 15g，黄芪 30g，百合 15g，柏子仁 15g，白茅根 30g，川芎 30g，浮小麦 30g，大枣 10g，炙甘草 15g，白酒为引。7 剂，水煎服。

二诊：2019 年 3 月 15 日。前方服完后觉头痛明显减轻，疼痛程度及持续时间较前改善，未再服用止痛药物，头昏沉不清感好转，心烦明显减轻，急躁易怒情况明显好转，现稍感头目不清，仍有夜间易醒症状，纳可，口中和，二便调，舌淡红，苔薄白，脉细。中药前方加桑叶 15g，菊花 15g。7

剂，水煎服，加以巩固。

按：本案患者因情志失调，所欲不遂，致肝气失疏而起病。其一，"气有余便是火""火性炎上"，火气壅盛则表现为头痛、头晕、失眠多梦、急躁、心烦易怒、口苦等胆火上炎之象；其二，胆失条达，少阳鼓动无力，枢机闭塞，则相火内郁不伸，遂成病理之火，一方面相火失宣，不能发挥其推动和激发机体脏器活动的作用，则表现出精神抑郁、情绪低落、心情沮丧；另一方面胆火内盛，失其中正之性，则情绪不宁、焦虑、易激惹，胆火循经上走，扰动心神，则心烦、失眠多梦，胆热木郁，克脾犯胃，胃纳呆滞，则嘈杂吞酸，少阳经脉循行胸胁，左右互用，为三焦水火气机升降之道路，今枢机不运，相火内郁不伸，则胸胁苦满，壮火食气则乏力。故本病病机可归纳为少阳郁遏，相火上炎，心脾两虚。法随证立，当调畅枢机，清泻相火，兼以养心安神。方随法出，以小柴胡汤、当归六黄汤合甘麦大枣汤加减。小柴胡汤中以柴胡、黄芩二药为关键，张锡纯谓："柴胡禀少阳生发之气，为足少阳主药而兼治足厥阴。肝气不舒畅者，此能舒之；胆火甚炽盛者，此能散之。黄芩又善入肝胆清热，治少阳寒热往来，兼能调气。无论何脏腑，其气郁而作热者，皆能宣通之。"《医学启源》言："头痛须用川芎……各加引经药。"加川芎行气活血止痛。当归六黄汤本为李东垣从"火与元气不两立"的论点出发确立的治疗盗汗的方剂，主治相火妄动、伤阴耗气、阴虚火旺之证，与本病病机相似，故可仿其意而用之。甘麦大枣汤为《金匮要略》中治疗妇人脏躁的方剂，此处用之亦十分恰当。方中百合、生地黄合用可滋阴清热，白茅根在滋阴清热的同时可使热邪从小便而出，白酒为引，升发以助药性。全方合用，起到宣畅少阳、条达枢机、滋阴清热、养心安神之功。二诊时可见取效明显，效不更方，在原方基础上加桑叶、菊花等轻清宣散之品，火郁发之，以增强宣发郁热之功。

第四章 弟子心悟

第一节　跟师论治汗证

汗证是指由于阴阳失调、营卫不和、腠理开阖不利而引起的汗出过多或出汗时间及颜色异常的病证。《医学正传·汗证门》云："其自汗者，无时而濈濈然出。动则为甚，属阳虚，胃气所司也。盗汗者，寐中而通身如浴，觉来方知，属阴虚，营血之所主也。大抵自汗宜补阳调卫，盗汗宜补阴降火。"自汗、盗汗作为症状，既可单独出现，也常伴见于其他疾病过程中。临床需要通过西医学手段排除风湿热、甲状腺功能亢进症、糖尿病、肺结核等器质性疾病所致的汗出，本节着重讨论单独出现的自汗、盗汗，而由其他疾病引起者，在治疗原发疾病的基础上，可参考本节辨证论治。张怀亮临证四十载，诊治汗证患者颇多，在辨证施治、遣方用药方面有独到的见解。现将笔者伺诊张怀亮诊治汗证时的经验及个人体会总结如下，供同道参考。

1.病因病机

汗证有虚实之分，但虚多实少，一般自汗多气虚，盗汗多阴虚。实证者，多由肝火或湿热所致。虚实之间可相互转化，如邪热郁蒸，久则伤阴耗气，转为虚证，虚证可兼见火旺或湿热，虚汗日久可伤阴，盗汗久之可伤阳，最终出现气阴两虚或阴阳两虚之候。其病机总属阴阳失调，腠理不固，营卫失和，汗液外泄失常。张怀亮指出人以卫气（卫阳）固其表，卫气不固则津液外泄，表虚自汗，治宜实表补阳；盗汗者多为阴虚，阴虚者阳必凑之，阳蒸阴分则血热，血热则液泄而为盗汗，治宜清火补阴，然而临床阴虚也可致自汗，盗汗亦多阳虚使然，若见汗证即以麻黄根、煅牡蛎、浮小麦、黄芪、党参之类治疗，不从阴阳互根互用处着手，往往不效。

（1）虚证

①肺卫不固证

《灵枢·本脏》曰："卫气者，所以温分肉，充皮毛，肥腠理，司开阖者也。"《医方考》曰："卫气一亏，则不足以固津液，而自渗泄矣，此自汗之由也。"素体薄弱，病后体虚，肺气不足，或久患咳喘，耗伤肺气，因肺主皮毛，肺气亏虚，则肌表疏松，卫外不固，腠理开泄而致自汗。宜益肺气，固卫表，敛汗出；肺气亏虚日久伤阴，可出现气阴两虚证，治宜益气养阴敛汗。因脾气虚弱，清阳不升，则肺气卫外失职，脾运正常，气血充足，方能卫外固表，即"培土生金"之法。

②营卫不和证

盖卫行脉外，司固外开阖之权，营行脉中，濡养五脏六腑，营卫运行密切配合，即称营卫调和。若卫气病变，失其固卫之职，致营不内守，疏泄于外，即营强卫弱，而发自汗之证。《伤寒论》第53条云："病常自汗出者，此为荣气和。荣气和者，外不谐，以卫气不共荣气谐和故尔。"即正常情况下，营阴行脉中，为卫阳之守，卫阳行脉外，为营阴之使，两者一内一外，相互协调，则不病；若营气虽和，但卫气却不与之协调，卫气不能固护营阴，营阴不能内守，则病常自汗。

③阴虚火旺证

该证病机为阴液或阴血亏虚，君相火旺。《素问·阴阳应象大论》云："阴在内，阳之守也，阳在外，阴之使也。"一般来讲，三焦火盛，火邪内扰，灼伤阴津，阴虚不能内守则盗汗，表气不固，阳虚不能固表则自汗出。《素问·五脏生成》曰："诸血者皆属于心……人卧血归于肝，肝受血而能视，足受血而能步。"心主血脉，汗为心之液，肝藏血，人体精血充盛，则能濡养四肢百骸、肌肉脏腑，充营卫、行津液，心肝血虚失养则易致火旺，营卫失于血液的濡养则腠理开。此证因阴血不足致虚火内生，而成君相火旺证。

④阴阳亏虚证

肾藏精，为先天之本，主宰人的生长、发育和生殖。肾阴、肾阳为各脏腑阴阳之根本，而肾阴、肾阳均以肾中精气为物质基础，故肾的阴虚或阳虚均是肾中精气不足的表现。肾阴虚日久可累及肾阳，肾阳虚到一定程度亦可累及肾阴，发展成阴阳俱虚之证。肾中精气亏损的形式多种多样，如肾中精气虽已亏虚，但其阴阳失调并不明显，则可分别称为肾精不足和肾气虚损，而很少论及阴阳。张怀亮指出，该证基本病机是肾精亏虚，肾阴、肾阳不足而虚火上炎，临床常见于更年期汗出，表现为阵发性烘热汗出、面色潮红、心烦喜怒等症状；肾阴亏虚，兼有阴虚火旺，或心肾不交，或脾虚不运，则又有处方不同之处。

（2）实证

①湿热内蕴证

湿邪侵袭人体，多由气候潮湿、涉水淋雨、伤于雾露、水中作业、久居湿地等所致。湿为重浊黏滞之邪，阻滞气机，清阳不升，郁久化热，湿热互结，或嗜食辛辣厚味，或素体湿热偏盛，以致湿热内盛，邪热郁蒸，阻遏肝胆，津液外泄而致汗出增多。诸湿肿满，皆属于脾。薛雪谓："太阴内伤，湿饮停聚，客邪再至，内外相引，故病湿热。"三焦为气机升降的通路，是人体阳气和水液运行的通道，正如《素问·灵兰秘典论》中说："三焦者，决渎之官，水道出焉。"《难经·三十一难》也说："三焦者，水谷之道路，气之所终始也。"《灵枢·营卫生会》指出"上焦如雾，中焦如沤，下焦如渎"。张怀亮指出，湿热裹结为患，湿郁热炽，热蒸湿动，遂弥漫表里，充斥于三焦，气机逆乱，津液代谢失常，外泄皮肤而成汗液。综上，湿热所致汗出当从脾胃、肝胆、三焦论治。

②阳明热盛证

本证为阳明里热亢盛之证，多由卫分顺传入气分，亦有直接发于气分而为阳明热证者，这是邪正交争，里热蒸腾，阳明胃经热盛所致，属于卫气营血辨证的气分证，以身热汗出、不恶寒、反恶热为基本特征，其病机为阳明经热盛，病变部位在肠胃，病性属里、热、实。诚如《伤寒论》讲："阳明病，法多汗。"就是说，阳明应该多汗，因阳明经乃多气多血之经，所以汗源丰富，故阳明火旺而致者，因胃中有火，热蒸于外，大汗如雨。

③肝胃火旺证

此证型常出现在与精神心理因素关系密切的疾病中，如抑郁、焦虑、失眠、癫痫等，伴见烦躁汗出、肝胃火旺、阳热内郁诸症。临床可见柴胡类方证，如大柴胡汤证、柴胡加龙骨牡蛎汤证。

2. 治法方药

（1）虚证

①益卫固表法

症见外感风寒以及虚人腠理不密易于感冒，汗出恶风，面色㿠白，倦怠乏力，舌质淡，苔薄白，脉浮缓。方用玉屏风散加减。《素问·灵兰秘典论》云："肺者，相傅之官，治节出焉。"肺主皮毛，是调节津液的主要脏器，肺气虚卫外不固多自汗，法当固其皮毛，宜用玉屏风散加减。玉屏风散为经典名方，由我国元代医家危亦林创制，可益肺气、固卫表、敛汗出，具有调节人体免疫力的功效，现代广泛应用于临床。《古今名医方论》曰："夫以防风之善驱风，得黄芪以固表，则外有所卫；得白术以固里，则内有所据，风邪去而不复来。此欲散风邪者，当依如屏，珍如玉也。"张怀亮指出，黄芪得防风则止汗效果愈加，并指出无实证即可补之。

弟子心悟：笔者结合跟师体会，在临床中对于汗证卫外不固型应用玉屏风散时，黄芪用量常常30g起，最多可用至150g。对于症见身热自汗，渴喜热饮，气短乏力，舌淡，脉虚大无力者，按照六经辨证法，已不仅是肺卫不固的太阳中风表证，而是进展至太阴中风里证，此时当健脾益气、升阳固表。方用补中益气汤加麦冬、五味子。补中益气汤出自李东垣《脾胃论》，具有补中益气、升阳举陷的功效，主治脾虚气陷证和气虚发热证，是甘温除热的代表方，然脾气虚弱，清阳不升，则肺气卫外失职。关于立此方治疗气虚发热汗出，李东垣在《内外伤辨惑论》中说："是热也，非表伤寒邪皮毛间发热也，乃肾间脾胃下流之湿气闷塞其下，致阴火上冲，作蒸蒸燥热。"可见，这种发热汗出的实质就是脾胃元气亏虚，升降失常，清阳下陷，下焦阳气郁而生热上冲，加之化源不足，"中焦取汁"不足以化赤生血，则心血不足以养心而致心火独亢，从而导致发热汗出。

②调和营卫法

症见汗出恶风，发热头痛，鼻鸣干呕，苔白不渴，脉浮缓或浮弱。治宜敛阴和阳，解肌发表，调和营卫，方用桂枝汤加减。历代医家称誉桂枝汤为"群方之冠"。另有少阳郁遏、营卫不和证，临床上常可以见到由于体质虚弱，无力抗邪外出，或发汗太过，损伤阳气，而患感冒久治不愈，经多项检查未见继发性病变，患者自觉肢体困倦，恶风汗出，头晕口苦，恶心欲吐，食欲不振，或有鼻塞流清涕，舌质淡，苔薄白，脉浮弦而缓。张怀亮认为，这是由于太阳表邪不解，又传入半表半里的少阳经，出现虚实互见、表里同病的现象，故治宜解肌祛风，调和营卫，和解少阳。方宜柴胡桂枝汤去人参加黄芪、浮小麦；汗出甚时加煅龙骨、煅牡蛎。此方由小柴胡汤与桂枝汤合方组成，临证见外邪侵入太阳、少阳，正邪相争，若切中病机，用药得当，效如桴鼓。

弟子心悟：笔者在临床中遇到偏于卫气不足者，常以桂枝汤加黄芪、浮小麦；偏于卫阳不足者，可加附子、山茱萸、黄芪、浮小麦。此处卫气不足与卫阳不足存在差别，前者是后者的基础，后者恶风更甚。若内伤则情志久郁，气机不宣，转枢不利，营卫出入不畅，时邪贼风乘机外袭，内外相引而杂病丛生。故运用本方调和营卫，和解表里，燮理阴阳，升清降浊。如有脏躁汗出，营卫不和者，可用桂枝汤合甘麦大枣汤，汗出甚者，加煅龙骨、煅牡蛎以安神除烦，汗出即止。

③滋阴清火法

症见发热，自汗或盗汗，面赤心烦，口干唇燥，大便干结，小便黄赤，舌红，苔黄，脉数。治以滋阴泻火，固表止汗。方用当归六黄汤加减。张怀亮认为，火邪内扰，阴虚不能内守则盗汗出，表气不固，阳虚不能固表则自汗出。若症见低热汗出，面色无华，唇甲色淡，头晕目眩，心悸失眠，妇人闭经或经少先期，舌淡，脉细弦或细涩。合用四物汤补血滋阴，加黄连泻心火，川楝子清肝火。此证因阴血不足，虚火内生，君相火旺。当归六黄汤出自《兰室秘藏》，为"治盗汗之圣药也"。《景岳全书》言："盖火盛而汗出者，以火烁阴，阴虚可知也；无火而汗出者，以表气不固，阳虚可知也……阳证自汗或盗汗者，但察其脉证有火，或夜热烦渴，或便热喜冷之类，皆阳盛阴虚也，宜当归六黄汤为第一。"

弟子心悟：笔者在临床中发现，当归六黄汤可用于盗汗，对于自汗证，只要病机契合，亦能收到满意的效果。临证中，遇到阵发性烘热汗出的更年期综合征患者，常用川楝子一药，意在清肝之相火，而此类患者往往伴有心烦急躁，故加黄连以清君火。

④补肾降火法

症见阵发性烘热汗出，面部潮红，忽冷忽热，心烦易怒，失眠，心悸心慌，头晕，耳鸣，困倦乏力，手脚发麻，舌红，少苔，脉数。治以补肾精、滋肾阴、温肾阳，方选二仙汤加减。"二仙汤"是上海中医药大学张伯讷教授于 20 世纪 50 年代创立的一首现代名方，主要针对肾精不足、相火偏旺所致的围绝经期综合征，该方中仙茅、淫羊藿为君，巴戟天为臣，黄柏、知母为佐，当归为使。仙茅、淫羊藿、巴戟天温补肾阳，知母、黄柏泻相火而坚肾阴，当归补血和血。全方温补与寒泻同施，壮阳与滋阴并举，温而不燥，寒而不滞，共奏调和阴阳之功效。张怀亮指出汗证虽不是二仙汤的最初适应证，但有其共性，均与肾气虚衰有关，或由于肾虚水泛，失于温煦和滋养所致，或肾失于藏精化血，不能主生殖。用二仙汤滋肾阴、温肾阳，再随症配合其他方药，师其法而不泥其症，这与中医"治病求本"的思想是一致的。对于症见阵发烘热汗出，畏寒甚，心烦急躁，胸闷太息，失眠，不思饮食，口干口苦，喜热饮，舌质红，苔薄黄，脉弦细，治以滋阴清热、调和水火。方选封髓丹或引火汤加减。封髓丹由黄柏、砂仁、甘草组成，本方首见于《御药院方》，功能降心火、益肾水。郑钦安在《医理真传》指出："按封髓丹一方，乃纳气归肾之法，亦上中下并补之方也。"并谓此方"能治一切虚火上冲"。张怀亮在临床中反复运用，认为此方多适应于阴虚火旺证，重点是滋阴清热、调和水火。张怀亮认为相火居于下焦，火性炎上，易旺而升腾，致肾中阴阳不相协调，且耗灼阴津，木旺克脾，成阴虚内热、脾虚不运之证。封髓丹折其脾胃郁火上冲之势，补土固肾而降逆伏火。故从脾肾先后天论治，以黄柏清下焦虚热，滋肾阴，砂仁温中行气而运脾，炙甘草温补脾土，治在中下焦，以滋阴清热、调和阴阳之法治疗阴虚内热之汗证。引火汤原载于陈士铎的《辨证奇闻》，原方药物组成为熟地黄三两，巴戟天、麦冬各一两，五味子二钱，茯苓五钱。张怀亮临床常用熟地黄90g 为君大补肾水；麦冬30g，天冬30g，五味子10g 为佐，滋肺敛肺而补肾水，使金水相生，水足可制火；加入性温之巴戟天30g，引火下行，水火既济，阳中求阴；加茯苓15g 行水，火亦趋下，共安肾宫；加砂仁12g 温中行气，避免过用养阴药滋腻碍胃。

弟子心悟：若症见汗出颧红，骨蒸痨热，五心烦热，腰脊酸痛，血淋尿痛，遗精梦泄，咽干口燥，舌质红，脉细数。除二仙汤外，亦可选知柏地黄丸加减。清·吴谦在《医宗金鉴》中首载知柏地黄丸，其名为丸剂，意在图缓，因阴虚不能速补，需缓图之。该方用治肝肾阴虚、虚火上炎而致的发热汗出。如兼见五心烦热，心烦不寐，心悸多梦等心火亢奋之象，可合交泰丸以补水降火、交通心肾。知柏地黄丸以滋补肾阴、清泻相火为主，寓补于泻，补中有泻，相辅相成。交泰丸由黄连、肉桂两味药组成，两药用药比例为10∶1。本方药味虽简，但配伍独特，两药寒热相伍，体现温清并用之法，且以清为主，功能清心除烦、引火归原、交通心肾。而引火汤、封髓丹为知柏地黄丸方证之渐，为阴虚火旺、虚火上炎的进展。肾为先天之本，内寄命门之火，为水火之脏，肾中水火共处一室，水足则火藏于下，温煦脏腑，水火相济，阴平阳秘。若因饮食不节，劳累过度，致水亏于下，则火失其制，古人喻为水浅不养龙，离位上奔，致火不归元；且肝肾同源，肾水亏乏，肝木失荣，肝中相火势必随肾中龙火上燔，而成燎原之势，临床不仅可用于汗证，对于头晕、不寐、牙痛、口舌生疮、头面痛等亦可应用。

（2）实证

①清泄湿热法

症见汗出发热，气喘，汗后热不减，下痢黏滞不爽，肛门灼热，心烦口渴，舌质红，苔黄，脉数。治以健脾和胃、利湿清热。方用葛根芩连汤加苍术、土茯苓、厚朴、陈皮、生薏苡仁。葛根芩连汤见于《伤寒论》第34条，"太阳病，桂枝证，医反下之，利遂不止，脉促者，表未解也，喘而汗出者，葛根芩连汤主之"。张怀亮认为，从八纲辨证来看，葛根芩连汤属于阳明经的表实热证，从卫气营血辨证来看属于气分证，临证用此方不必诸症悉具，当抓住主要病机并随症加减。症见蒸蒸汗出，汗黏，易使衣服黄染，面部烘热红赤，心烦急躁，口苦，小便色黄，舌苔薄黄，脉象弦数。治以清肝泄热，化湿和营。方选龙胆泻肝汤加减，病机为湿热内蕴，迫津外泄。常用药物有龙胆草、栀子、黄芩、通草、泽泻、车前子、当归、生地黄、连翘、赤芍、郁金、茵陈、炙甘草等。

弟子心悟：湿热为患所致汗出，临证亦不必拘泥上述处方。综上，可根据湿重还是热重灵活化裁处方，如湿重以化湿为主，可选用六一散、三仁汤、平胃散；热重以清热为主，可选用连朴饮、茵陈蒿汤、葛根芩连汤；湿热并重可选用甘露消毒丹。

②清泄阳明法

症见大汗出，身大热，大渴引饮，脉洪大；或见手足厥冷，喘促气粗，心烦谵语，舌质红，苔黄腻。以大热、大汗、大渴、脉洪大为临床特征。治宜专清阳明经热，处方可选白虎汤、白虎加人参汤、承气汤类方。张怀亮认为，邪入阳明，燥热亢盛，充斥阳明经脉，故见大热，邪热熏蒸，迫津外泄，故大汗；热盛煎熬津液，津液受损故出现大渴欲饮；热盛阳亢，阳明为气血俱多之经，热迫其经，气血沸腾，故脉洪大。阳明热盛，邪热郁蒸则汗出更甚，久则耗气伤津，对于此类患者，若单纯清泄胃热，恐阴津恢复不及，则邪热不清，自汗不退，故治宜清泄邪热、益气养阴止汗。

弟子心悟：结合上述经验及六经辨证法，进一步细化阳明汗出本质包括了里热、里燥、外热等多重病机。若口燥咽干，烦躁谵语，里热蒸腾，外热明显，津未伤者以白虎汤加减；若以身热汗出，口舌干燥，里热伤津明显者，以白虎加人参汤加减；里热进一步加重，津伤明显，大便干结者，则以承气类方加减。

③和解清热法

症见阵发性烘热汗出，口干，口苦，心慌心悸，胸闷，心烦急躁，甚则谵语，周身困重乏力，纳眠差，小便不畅，大便干，舌质红，苔黄腻，脉弦滑。治以和解清热、镇惊安神，方选柴胡加龙骨牡蛎汤加减。柴胡加龙骨牡蛎汤载于《伤寒论》107条，"伤寒八九日，下之，胸满烦惊，小便不利，谵语，一身尽重，不可转侧者，柴胡加龙骨牡蛎汤主之"。该方是在小柴胡汤基础上去甘草，加龙骨、牡蛎、铅丹、大黄、茯苓、桂枝而成，原意为表证误下，邪气内陷，少阳经络失和，三焦不畅，阳明有热，心胆不宁，邪气弥漫，虚实互见。治宜和少阳，畅三焦，清阳明，镇心胆。如上焦通畅，则胸闷、心慌、心烦得解，中焦通畅则胃和痰消，下焦通畅则二便正常。

弟子心悟：笔者将此方应用于由少阳相火上炎、胃热上蒸、扰乱心气、阳气内郁伴见神经精神症状的汗证时，每获良效。成无己言："胸满而烦者，阳热克于胸中也。惊者，心恶热而神不守也。"然汗为心之液，酸枣仁入心、肝、胆经，可养血安神，常用量为 30 ～ 50g。

3. 结语

综上所述，汗证的病因病机复杂，辨证方法涉及脏腑辨证、八纲辨证、三焦辨证、卫气营血辨证、六经辨证。张怀亮认为，对汗证的辨析，应先分虚实，再辨营卫气血的强弱，或结合脏腑辨证辨津液的输布正常与否，视准方证，遣方用药。然上述虚证、实证治法虽详细分述，但由于人体的复杂性，证型可相兼出现，诸治法可互参为用，抓主要矛盾，选主方加减运用，重视引经药的作用，如卫外不固者重用黄芪，心火旺者重用黄连等。笔者认为临床中如遇到特殊部位及类型的汗出，如头汗、额汗、胸汗、腋汗、阴汗、半身汗、手足汗、战汗、产后汗、酒风、漏风等，可根据以上辨证思路化裁处方。遇病开方，首要熟谙经典方药，机动灵活，左右逢源，意之所向，自可挥洒自如，临证时只要能从诸症中抽丝剥茧，善抓主症，兼顾他症，明确病因病机，数法同施，可获佳效。

【典型病例】

案1

刘某，女，50 岁。2018 年 8 月 6 日初诊。

主诉：汗出过多伴气短两周。

现病史：两周前发现宫颈癌 II 期，手术后出现汗出过多，沾湿衣物，伴气短，周身乏力，情绪低落，悲伤欲哭，喜热饮，眠差，入睡困难，多梦，大便 3～4 天一行且质干，舌质红，苔白厚腻，脉滑。

诊断：汗证。

处方：黄芪 90g，生地黄 15g，熟地黄 15g，当归 10g，黄连 6g，黄芩 9g，酸枣仁 15g，龙眼肉 15g，炒苍术 10g，木香 15g，桑叶 60g。10 剂，水煎服，日 1 剂，早晚温服。

二诊：2018 年 8 月 16 日。服前方后汗出消失，身体较前有力，因宫颈癌近两个月放疗 30 次，现反复感冒，恶寒，流清涕，咳嗽，无痰，近两日夜间出现胸闷、憋醒，查动态心电图示频发房性早搏，心烦急躁，口苦，口黏，口干，纳可，偏热饮，眠差，大便可，肛门有下坠感，小便可，舌质淡，边有齿痕，苔白厚腻，脉滑数。中药守前方去木香，加枳实 30g，10 剂。1 个月后回访，患者反复感冒消失，身体较前有力，未再出现多汗。

按：本例汗证辨证属于阴虚火旺、湿热内蕴。治法为滋阴清热，健脾化湿安神。处方以当归六黄汤加减。方中当归养血，生地黄、熟地黄滋阴，三味药物养血补阴，从本而治；再用黄芩清上焦火，黄连清中焦火，患者无下焦火，故舍黄柏不用，黄芩、黄连合用使虚火得降，阴血安宁，不至外走为汗，原方倍用黄芪固表，安未定之阴。全方六味，以补阴为主，佐以泻火之药，阴血安定，汗出自止。该方原治盗汗，然本方营卫兼顾，只要方证对应，用治阴虚火旺之自汗亦效。患者宫颈癌术后气短乏力，舌红便干，为气阴两虚、阴虚火旺、湿热内蕴之象。汗出沾湿衣物，提示汗量较多，用黄芪90g以补肺脾之气，固表止汗，舌红、苔白厚腻、脉滑提示患者体内有湿热，故又恐黄芪服之助热，加桑叶60g以寒凉清热止汗，之于黄芪制性存用。方中桑叶用量较大，此中关于其止汗甚有渊源。朱丹溪常用桑叶治盗汗，在《丹溪心法》中记载："经霜叶研末，米饮服，止盗汗。"名医傅青主擅长用桑叶止汗，创制许多以桑叶为主药的方剂，如遏汗丸、止汗神丹。秦伯未先生亦喜用桑叶治头面出汗。本案患者舌苔厚腻，情绪低落，加炒苍术燥湿健脾，木香行气疏肝调中；入睡困难，加酸枣仁、龙眼肉以养肝血、安心神。二诊患者汗出止，但反复感冒，肛门有下坠感，用枳实30g以发挥其收缩平滑肌之效，继服原方加减以滋阴养血、益卫固表、防止外感。

案2

李某，男，75岁。某病区会诊患者，多发性脑梗死（呈大脑去皮质状态），形体消瘦，汗出湿衣，心烦急躁，四肢僵硬，其主治医生运用阿米替林抑制汗腺的副作用，效果不明显。家属采用黄芪、浮小麦治疗见微效，患者舌质淡红，苔薄白，脉细。请笔者会诊，诊毕，方选桂枝汤加制附子15g，黄芪90g，浮小麦30g，煅龙骨、煅牡蛎各30g。服7剂后，汗出止，患者心烦急躁消失，双上肢僵硬症状缓解。

按：《素问·生气通天论》云："阳气者，若天于日，失其所，折寿而不彰，精则养神，柔则养筋。"《素问·痹论》中载："荣者，水谷之精气也，卫者，水谷之悍气也。"

该案中患者卫阳虚弱，失于固护营阴，致津液外泄，汗出湿衣，日久损及肾阳，成阳虚漏汗证，方选桂枝加附子汤加减，收效斐然。桂枝汤是《伤寒论》第一方，方中桂枝、白芍、生姜、大枣、炙甘草合用调和营卫，解肌发表，固护津液，微微发汗而汗出自止。该方其实是针对体质虚弱患者的一剂补药，本医案为卧床患者自汗，汗出湿衣，形体消瘦虚弱，四肢僵硬，脉细无力，运用桂枝汤加减而获痊愈。

案3

王某，女，50岁。2018年6月10日初诊。

主诉：阵发性烘热汗出1年。

现病史：1年前绝经后出现阵发性烘热汗出，上半身明显，汗出与活动无关，汗后轻微恶风，曾服用多剂中药，疗效欠佳。伴见心烦急躁，间断心慌，焦虑不安，注意力不能长时间集中，手足心发热，周身倦怠，口干口苦，喜凉饮，纳差，入睡困难，眠浅易醒，小便色黄不畅，大便干燥，两日一行，舌质淡红，苔黄腻，脉滑数。

诊断：更年期综合征——烘热汗出。

处方：柴胡10g，黄芩12g，清半夏15g，党参15g，大黄6g（后下），桂枝9g，茯神15g，琥珀粉1.5g（冲服），煅龙骨30g，煅牡蛎30g，炙甘草6g。10剂，水煎服，日1剂，早晚温服。

按：本病例属于少阳三焦不利，郁热内盛。治以和解少阳，镇静安神。方用柴胡加龙骨牡蛎汤加减。"年过四十而阴气自半"。中医基础理论认为经断之期，天癸渐绝，阴血日亏，阴不敛阳，虚阳浮越，故有烘热汗出。然患者伴随诸多火热上炎及神经精神症状，汗出反复不能自止，深以为苦。《伤寒论》中每当遇到病机复杂，或者涉及两经以上的病证时，多以合方来治疗。柴胡加龙骨牡蛎汤是由小柴胡汤、大柴胡汤及桂枝加龙骨牡蛎汤合方加减而成，该处方相当于中医的神经精神镇静剂，具有理肝健脾化饮、调阴阳、调肝胆、助升降、和脾胃、镇惊定悸之效。跟随张怀亮伺诊曾聆听其教诲：临床运用柴胡加龙骨牡蛎汤时需要抓主要症状，即小柴胡汤证（七大主症）+神经精神症状+舌红、苔黄腻、脉弦细滑。"伤寒八九日，下之，胸满烦惊，小便不利，谵语，一身尽重，不可转侧者，柴胡加龙骨牡蛎汤主之"。该病证为先病在太阳，而后波及少阳、阳明，兼见心神浮越，水饮内停的证候。应三阳并治，不可汗吐下，宜和解少阳，兼重镇安神、通利小便。其中，小便不利是因为胃气亏虚，热邪得入，消耗津液，故水饮上行停胃而不下行膀胱，膀胱气化失常则小便不利，病案中患者小便色黄不畅原因即在于此。张怀亮强调，原文中谵语由于胃气亏虚，停痰生饮，肝胆木火横逆乘脾犯胃，肝胆郁火夹痰上扰于心所致，常伴有纳差，眠浅易醒且难以复睡，心悸易怒，临证时不必诸症悉具，灵活化裁。

（石华英）

第二节 跟师论治重症肌无力

重症肌无力（myasthenia gravis, MG）是一种由乙酰胆碱受体抗体介导，细胞免疫依赖，补体参与，累及神经肌肉接头突触后膜，引起神经肌肉接头传递障碍，出现骨骼肌收缩无力的获得性自身免疫性疾病。本病临床表现为骨骼肌无力，易疲劳，活动后加重，休息和应用胆碱酯酶抑制剂后症状明显缓解，具有慢性、顽固性、反复发作等特点。西医学根据骨骼肌受累的范围和病情的严重程度，至今仍采用 Osser-man 分型法分类，治疗手段包括胆碱酯酶抑制剂、免疫抑制剂、血浆置换、免疫球蛋白及手术等，而新兴的单克隆抗体和粒白细胞集落刺激因子的作用仍需临床研究进一步证实。

重症肌无力属中医学"痿证"范畴。根据其表现不同，有"睑废""视歧""头倾""痿证"等区别，如《素问·脉要精微论》曰："头者精明之府，头倾视深，精神将夺矣。"症状重者在《目经大成·卷之二》中曰："此症视目内如常，自觉亦无恙，只上下左右两睑，日夜长闭而不能开，攀开而不能眨，理有不解。"称为睑废。《素问·痿论》曰："阳明者，五脏六腑之海，主润宗筋，宗筋主束骨而利机关也……阳明虚，则宗筋纵，带脉不引，故足痿不用也。"其中提出"脾胃虚弱"的病因和"治痿独取阳明"的治则。

吾师张怀亮，家学渊源，从事中医脑病临床工作 30 余年，善于运用中医药治疗神经系统疑难疾病。吾跟师学习多年，其治疗痿证常从肝、脾、肾论治，每于平常药物之中获奇效，现将跟师体会简介如下，以飨同道。

1. 对病因病机的认识

张怀亮"师于古而不泥于古，师其意而不师其迹"，认为痿证具有多病因、多病机、病势缠绵、胶着难愈的特点。病因方面，该病多由先天不足、后天失养、七情太过、劳逸失常、感触外邪、失治误治等，导致元气匮乏，脏腑气机紊乱，与肝脾肾三脏密切相关。病机方面，脾为后天之本，主运化升清，其充在肌，脾失运化，清阳不能实四肢，则四肢痿软不用，正如《素问·太阴阳明论》云："今脾病则不能为胃行其津液，四肢不得禀水谷气，气日以衰，脉道不利，筋骨肌肉，皆无气以生，故不用焉。"《辨证录》也说："脾胃居于中焦，运化精微，灌注四脏，是四脏之所仰望者，全在脾胃之气也。倘脾胃一伤，则四脏无所取资，脾胃病而四脏俱病矣。"睑为肉轮，属脾，脾虚升举失用，提睑无力而下垂。《诸病源候论》曰："目是脏腑阴阳之精华。"若气血不足，睛目失养，精散则视歧，视歧而见两物，故见复视、斜视或视物模糊；清不升则浊不降，升降之机不运则门户开阖失司，上为吞咽困难，下为便溏泄泻；肝主藏血，主筋，开窍于目。《医门法律》说："肝主筋，肝病则筋失所养，加以凤有筋患，不觉忽然而痿矣。"《临证指南医案》云："盖肝主筋，肝伤则四肢不为人用，而筋骨拘挛。"肝脏阴液精血不足，血不能濡养筋脉，导致宗筋不能劳作，而肝肾同源，会影响肾脏的作用，水不涵木，肝风内动为痰，肝风夹痰阻滞经络，气血闭阻，肌肉筋脉弛缓，痿弱不能用，适逢正气虚弱，风邪侵袭经脉，肢体不通，会造成肢体活动不灵活。肝肾不足，则出现筋痿、复视或视物模糊。久病及肾，正如《脾胃论》所述："脾病则下流乘肾，土克水，则骨乏无力。"肾为先天之本，水火之宅，精血之源，五脏之阴非此不能滋，五脏之阳非此不能发，是人体正常气化活动的原动力。肾藏精，主骨生髓，肾中元阴元阳可营养四肢百骸，肾精气充足，促进生长发育。若肾阳亏虚不能温煦脾胃，脾胃运化水谷精微功能失司，肌肉筋脉失养而弛软无力。脾肾肝三脏受损，导致五脏气血失调，病理产物相继而生，或土虚木壅，或痰湿不化，或瘀阻络脉，或枢机不利，清阳不升，浊阴不降，大气下陷，诸症不一而足。

2. 弟子心悟

对于痿证的辨治，笔者牢记张怀亮教诲，十分重视四诊合参，辨证施治。笔者认为，辨证过程中需重视个体差异，针对患者的不同临床表现区别对待，个体化治疗，注重未病先防、防治结合。首先从调理脾胃入手，益气健脾以化生气血、布散精微，为肌肉提供能量，临证多采用大补脾胃之气、促进气血化生的药物，常用大剂量黄芪补脾益气、升举阳气，并辅以党参、甘草以益气健脾；若脾气亏虚，津液失其输布，停而成湿，阻滞中焦，则以白术、茯苓健脾除湿，半夏化痰和胃降逆。其次，在健脾的同时兼顾培养先天肾精，以养骨生髓，营养骨骼肌，促进其运动，临证多选用熟地黄、山茱萸、菟丝子、巴戟天等药物。若见明显情志抑郁不舒、肝气郁滞者，可加重疏肝药物的比例，临床多选用柴胡、枳壳疏肝理气解郁。

（1）甘温益气法治疗脾虚气弱证

《素问·太阴阳明论》云："四肢皆禀气于胃，而不得至经，必因于脾，乃得禀也。"饮食入胃，运化于脾，脾气健则化为气血敷布周身，濡养五脏六腑、形体诸窍，则肌肉隆盛，筋骨坚强。若饮食不节，形体劳役，脾气受伤，胃虽能纳，但脾不能为胃布行津液，四肢不得禀水谷之气，筋骨肌肉皆无气以生，久则发为本病。著名中医学家邓铁涛教授亦认为脾胃病变在本病的发生发展过程中起主要作用。症见胞睑下垂，肢体无力，少气懒言，语声低微，劳后加重，咀嚼及吞咽无力，纳呆，舌淡苔白，脉缓弱。遵《素问·至真要大论》"劳者温之，损者温之"之旨，治以甘温益气，方以补中益气汤化裁。此类患者久病中焦虚弱，脾胃气化失司，阳气内郁，而呈虚实夹杂之象，既有乏力、懒言、纳差、便溏等气虚的表现，又有口苦、心烦等阳气郁而化热的表现，治疗上应分清主次。笔者应用补中益气汤合小柴胡汤或四逆散健脾升阳，疏利三焦，常能收到满意的效果。对于痿证的治疗，历代医家均注重补脾益气。吾师认为补脾气的同时要注重升举阳气，这样才能发挥"脾为胃行其津液"的功能，使筋肉痿而复充。形不足者，温之以气，黄芪乃气之长者，最善补气，最契合此证病机，故笔者临床常用黄芪益气升提，且非重用不能奏功，对于乏力明显的患者，疗效肯定。若欲升举阳气，当仿张锡纯升陷汤用法，在黄芪基础上再加柴胡、葛根、桔梗等药，斟酌用之。脾虚甚者加党参（也须重用）；脾胃气滞者加陈皮、砂仁、白术以恢复中焦气机；泄泻者加炒白扁豆、炙甘草、炒白术、山药等健脾止泻。另外，补脾益气要在有明显乏力、泄泻、脏器下垂等脾气下陷的表现时才可应用，不要一遇重症肌无力的患者就用补中益气的药物。

（2）燥湿健脾法治疗脾虚湿盛证

《素问·气交变大论》云："岁土太过，雨湿流行……甚则肌肉萎，足痿不收，行善瘈，脚下痛，饮发中满食减，四肢不举。"《素问·宣明五气》云："脾恶湿。"尤在泾云："土具冲和之德，乃为生物之本，是以湿土宜燥，燥土宜润，使归于平也。"脾土本气属湿，而性喜燥，但气太燥则易枯涸，气太湿则易滞涩，湿极则脾气受困不能运化，若"有渐于湿，以水为事"（《素问·痿论》），外湿浸淫，或形体劳役，脾气失运，水谷不化精微，皆生湿浊之气，而发为脾虚湿滞之证。临床症见四肢沉重痿软，吞咽困难，颈项乏力，劳累后加重，气短声低，腹满食少，小便调，大便溏，舌质淡暗，苔白腻，脉濡。遵《素问·至真要大论》"湿淫所胜，平以苦热，佐以酸辛，以苦燥之"之旨，治以化湿健脾，方以平胃散合参苓白术散加减。若有湿浊内盛、舌体胖大、舌苔白厚而腻、脉沉细等表现者，乃中焦为水饮湿浊所困，此时应给予通阳化饮之剂，而通阳之法，宗叶天士"通阳不在温，而在利小便"之训，用泽泻汤合达原饮加减，待腻苔渐化，沉细之脉渐出，则转投平胃散、参苓白术散等方剂，方可收效。

（3）培土疏肝法治疗肝郁脾虚证

眼睑下垂和视物重影是重症肌无力的早期临床表现，《素问·五脏生成》云："肝受血而能视。"足厥阴肝经连于目系，肝血循经上注于目，濡养目睛及其相关筋膜，双目才能发挥其正常的功能。《素问·疏五过论》云："始富后贫，虽不伤邪，皮焦筋屈，痿躄为挛。"情志不遂，肝气内郁，血行滞涩，肝血暗耗，不能养目，复来克伐脾土，气血乏源，筋肉失于濡养，诸症蜂起。临床症见眼睑下垂复视，两目干涩，乏力懒言，郁郁寡欢，口干口苦，纳呆，便溏，舌质暗或有瘀点瘀斑，苔薄白，脉细弦。遵《素问·至真要大论》"木郁达之""损者益之"之旨，治以培土疏肝，方以逍遥散化裁。治疗本证患者时，笔者常加用虫类药如全蝎、蜈蚣等，使之入血分搜剔通络，因肝主血，久病入血，此类患者常面色晦暗，舌有瘀斑，血行不畅则气机难以条达，因此用黄芪90～150g以健脾益气升提，临床疗效显著。

（4）滋阴泻火法治疗阴虚火旺证

重症肌无力的病机关键是燥热伤阴，因此治疗应养阴清热。笔者认为阴虚要区分心、肺、肝、肾等不同脏腑和阴液、阴血、阴精的层次差别，临床应仔细辨别，对证用药，才能取得理想效果。肺为娇脏，位居上焦，故肺常常先受其害而成"肺热叶焦"之证。此类患者常表现为口鼻干、皮肤干、烦渴、舌红苔黄、脉细数等，天气炎热时病情加重。此时宜养阴清肺，张怀亮常用石斛、麦冬、玉竹、生山药等，也可用清燥救肺汤加减治疗。值得注意的是，临床上若遇患者阴虚之象不明显而仅有火旺时，或患者可辨的症状较少，甚至无证可辨时，亦须考虑到重症肌无力的病机根本，酌加养阴救燥之药。心之阴血的调养亦应重视，这类患者常有失眠、心慌等表现。失眠不愈，入夜则血不归于肝，心肝之血难复，则目不受血而不能视，手不受血而不能握，足不受血而不能步；心血不得养，则魂不安其宅，影响肝脏生发条达之性，两者相合变生痿证。临床遇此类患者，宜用小柴胡汤及其类方（如柴胡桂枝汤、柴芩温胆汤等）降肝胆之火，使心神不受其扰，并加茯神、酸枣仁、远志、龙眼肉、夜交藤等养血安神之品。心血得养，神归其宅，自不妄动，失眠得愈。阴液损耗日久，阴伤的程度和部位加深，也会造成肝血肾精的亏损。临床常表现为双目干涩，筋惕肉瞤，易疲劳，复视，下肢困重无力，脱发，月经来时疲乏加重，脉沉弦细等肝肾精血不足的症状。笔者常用桑寄生、炒杜仲补肾；山萸肉、酸枣仁、枸杞子、熟地黄益精；当归、白芍养肝柔肝，使肝肾之精血充足则疾病向愈有望。

《素问·痿论》云："肾气热，则腰脊不举，骨枯而髓减，发为骨痿。"肾阴肾阳为一身阴阳之根本，阳为阴之主，阴为阳之源，若先天禀赋不足，或后天纵欲无度，劳役过甚，皆可致精血虚衰，肾主骨生髓，精髓不足，筋骨、肌肉失于濡养，则痿弱无力，瞳仁属肾，肾水不足，目失所养，则复视斜视。《素问·阴阳应象大论》云："壮火之气衰……壮火食气。"水不制火，肺金清肃之令不行，木无所制则乘脾，脾伤则四肢不能为用。临床症见斜视复视，胞睑下垂，四肢痿软乏力，咀嚼困难，口干咽燥，五心烦热，舌红苔白，脉细数。张怀亮遵朱丹溪"泻南方则肺金清而东方不实，补北方则心火降而西方不虚"之旨，治以滋阴泻火，方用知柏地黄丸加党参、麦冬、炙紫菀。党参入脾补气，母健则子旺，再用紫菀、麦冬入肺以肃肺生肾水，肾水足则火自平。

（5）益火燠土法治疗脾肾阳虚证

《易经》曰："大哉乾元，万物资始，乃统天……至哉坤元，万物资生，乃顺承天。"乾为发生之始，坤为长养之基，应人之五脏，则为肾与脾。笔者认为治疗痿证不可拘泥于"治痿独取阳明"之说，在重视脾脏的同时，亦应重视肾阴肾阳。肾居下焦，内藏命门之火，为人体生命活动的原动力，但需后天水谷精微的濡养方能泉源不竭；脾居中焦，职司调畅气机，运化水谷，但太阴湿土得阳始运，必借肾阳的温煦推动方可发挥正常生理功能。若先天禀赋薄弱，命门之火虚衰，不能温养脾土，或后天调摄不当，久病失治误治损伤脾阳，久必及肾，造成脾肾阳气俱虚，而致肢软无力，胞睑下垂，久不愈则阳气溃败，大气陷下，肾不纳藏，脾不运化，升降之机失常而见呼吸无力、饮食俱废的恶候。《素问·藏气法时论》云："脾病者，身重，善肌肉痿，足不收……虚则腹满肠鸣，飧泄食不化，取其经，太阴阳明少阴血者。"此条经文即为本病之脾肾阳虚证立法。临床症见胞睑下垂，肢软乏力，咀嚼困难，表情淡漠，复视斜视，朝轻暮重，腹胀便溏，口淡不渴，身寒肢冷，腰膝酸软，男子常有阳痿、遗精，妇女常伴带下、崩漏，舌体淡胖，苔白而润，脉沉细。张怀亮遵唐代王冰"益火之源，以消阴翳"之旨，治以益火燠土，方用自拟脾肾养元汤（党参、炒白术、茯苓、干姜、补骨脂、菟丝子、巴戟天、炒山药、木香、葛根、炙甘草、大枣），常可随症酌加枸杞子、阿胶、鹿角胶、龟甲、淫羊藿等，笔者运用此方治疗多例重症肌无力患者，均收到了满意的效果。

（6）转运枢机法治疗肝郁气滞证

笔者运用上述五法治疗本病虽然效果显著，然亦有投健脾升清之剂乏效者，后读《素问·六微旨大论》"出入废则神机化灭，升降息则气立孤危……是以升降出入，无器不有"，顿悟其旨。凡事物之形成，皆有气化活动存乎其中，升降出入是气化活动表现的基本形式，然升降出入的正常与否，又与"枢"的转运状况密切相关。何为枢机？以经络言，少阳经脉介于表里之间，连接表里经气以之为枢；以脏腑言，胆主阳气之生发，三焦统领阳气之气化，胆主枢机之启动转运，三焦继以路径畅达，形成枢路一体，枢运机转，胆为气枢，三焦为水道，相火氤氲，气布水行，共为枢机。枢机不利，升降失司，清阳不能出上窍，胞睑失荣则下垂，目窍失养则复视、斜视，清阳不能实四肢则肢废不用。临床症见斜视复视，胞睑下垂，四肢乏力，咀嚼困难，言语不清，心烦呕逆，口苦纳差，或手足肿，小便不利，大便或干或溏，舌淡苔薄白，脉弦滑而虚。治以转运枢机，辅以益气升清，方用小柴胡汤合益气聪明汤。本方和一般疏肝之剂不同，既能和解少阳枢机，疏泄肝胆，又能清降胆火，柴胡更有升举阳气的功用。肝胆之火清降，上不刑金而使肺热叶焦，中不克脾则脾气得升，脾肺得保，从而使重症肌无力得到有效治疗。若见明显情志抑郁不舒、肝气郁滞者，可加大疏肝药物比例。肝郁脾虚者，可合逍遥散；烦躁明显、怕热、舌红苔黄者，加黄连；舌苔腻、口黏、痰湿重者，合二陈汤或温胆汤；悲伤欲哭、数欠伸者，合甘麦大枣汤；烘热汗出、烦躁者，加二仙汤。

（7）剔络搜风法治疗痰瘀阻络证

清代医家王旭高在《西溪书屋夜话录》中说："肝气肝风与肝火，三者同出而异名。"肝郁肝虚日久则风动，风动则气机逆乱，聚津生痰，血脉瘀滞；肝风夹痰瘀阻滞经络，筋脉肌肉失养，则弛缓痿废难愈；若肝风扰于睑络，痹阻气血，则眼睑缓纵下垂。有学者提出痰、瘀、毒等邪气内伏，遇诱因（外感邪气、劳累过度、情志过极等）而复发，伏邪与正虚交织，为该病复发率高、病程缠绵的病机。重症肌无力伴胸骨增生或胸腺瘤者，亦须从痰瘀论治。笔者认为凡病程日久，或有痰瘀、风动证候者，均可加用化痰逐瘀、剔络搜风之品，临床常用丹参、乳香、没药、白芥子、乌梢蛇、全蝎、蜈蚣、细辛等药物治疗。

3. 结语

重症肌无力（MG）是神经内科常见疾病之一，西医虽然有多种治疗方法，但是副作用很大。在眼肌型 MG 患者中有 10%～20% 可自愈，20%～30% 始终局限于眼外肌，绝大多数患者（＞85%）可逐渐累及延髓和肢体肌肉，进展为全身型 MG。中医学虽无"重症肌无力"病名，但根据其临床特点及中医理论知识，将其归属为"痿证"范畴。早在《黄帝内经》中就提出了对其病因病机及治疗的认识。张怀亮根据该病特点，认为本病虽属中医学的虚损证范畴，但它又不同于一般的虚证，是由于气血亏耗，形体与功能都受到严重损害而导致。所以临床治疗较困难，病势缠绵，易反复，不能贪一时之功，需要较长时间。笔者对于该病有如下体会：其一，肾脾为先后天之本，二者的盛衰影响着本病的发展及转归，所以调理脾肾为治疗之关键。其二，诸筋弛缓应责之于肝，凡情志所伤、饮食失宜、劳倦过度皆可致肝血亏虚，血不养筋则宗筋弛纵，四肢颈项不耐劳，肝血不足则肾精亏损，肝肾阴虚，水不涵木，筋脉肌肉失养而弛缓痿废。故本病的治疗应注重对肝的调理。《素问·阴阳应象大论》云："形不足者，温之以气，精不足者，补之以味。"笔者在临床喜用黄芪、党参以大补元气，辅之以熟地黄、山萸肉、怀牛膝、巴戟天、淫羊藿等温而不燥、补而不腻之品以补益肝肾。治疗本病关键要把握该病的特征，辨证施治，使正气得以恢复，肌力增强，脾、肝、肾的亏虚得以修复，同时注重通过心理辅导提高患者的心理承受能力，这对提高患者的抗病能力，加速康复也有重要作用。

【典型病例】

案1

张某，女，35岁。2017年3月19日就诊。右上眼睑下垂病史3年，在某医院诊断为"重症肌无力（眼肌型）"，后给予溴化吡啶斯的明口服，疗效尚可。半年前突遭家庭变故，病情加重，逐渐累及四肢肌群，前药联合强的松片口服后效果不佳，求治于我处。初诊症见右眼睑已完全不能上抬，复视，表情淡漠，抬臂及上楼梯吃力，纳呆，连续咀嚼无力，进食时间延长，心烦急躁，口干口苦，眠可，大便稍溏，舌暗红，苔根黄腻，脉弦。辨证属肝郁化火、脾虚络滞，治宜疏肝清热、健脾通络，方以逍遥散加减。药物：柴胡12g，当归10g，白芍15g，炒白术15g，茯苓15g，黄芩15g，葛根30g，白芷9g，丝瓜络15g，全蝎6g，竹茹15g，党参12g，炙甘草15g。水煎服，每日1剂。连续服用15剂后右眼睑已能上抬，但仍感乏力，复视未减轻，抬臂、上楼较前明显好转，时有心烦急躁，前方加黄芪30g，桑叶15g，菊花15g。继服15剂后饮食转佳，咀嚼有力，复视症状十去其八，效不更方，在前方基础上加减共服60余剂，除眼睑微下垂外，余症悉除，后改汤剂为丸剂继续服用半年，患者恢复正常工作，随访至今未再复发。

按：胞睑下垂、咀嚼无力为本病之主症，脉弦、口干而苦、心烦急躁为肝郁化火之象，苔腻、便溏为脾虚之征，舌暗红为血瘀之候。四诊合参，辨证属肝郁化火、脾虚络滞，治以逍遥散加味，疏肝清热、健脾通络，使风木不闭塞于地中，则地气自升腾于天上，药症相符，故能收到佳效。

案2

张某，男，62岁。2017年8月15日初诊。主诉：双眼睑下垂20天。20天前出现右上眼睑下垂，10天前波及左上眼睑，晨轻暮重，在某医院诊断为重症肌无力。现症见：眠差，醒后再难入睡，二便调，复视，下午15：00～16：00加重，舌淡苔薄黄，脉沉弦细。处方：柴胡10g，黄芩9g，黄连6g，半夏15g，陈皮10g，茯苓15g，炒酸枣仁15g，龙眼肉15g，熟地黄15g，枸杞子15g，麦冬15g，炙紫菀15g，党参30g，炙甘草10g，徐长卿30g。14剂，水煎服，日1剂。

二诊：2017年8月29日。服前方后睡眠明显改善，大便溏、眼睑下垂症状改善不明显，纳可，舌红，苔黄腻，脉弦细紧。守前方加炒白术 15g，黄芪 30g，继服 14 剂。三诊：2017 年 9 月 12 日。前方服后便溏消失，左上眼睑症状消失，右上眼睑可自主抬起，尚有无力感，舌淡红，苔黄，脉弦细弱。守前方，黄芪用量改为 60g，继服 14 剂。

按：本案眼肌型肌无力，脾虚证候不显著，失眠，可辨症状较少。先采用小柴胡汤为基础方调肝，同时清肺养阴，加紫菀、麦冬以助金生水，复视晨轻暮重，加熟地黄、枸杞子补肝肾精血，增加眼肌耐力，徐长卿乃治疗失眠及情志病之圣品。二诊、三诊出现便溏，加大益气健脾药物用量，促进肌肉力量恢复。

案3

李某，男，38岁。2019 年 8 月 12 日以"左上眼睑下垂 3 年，双臂抬举困难 3 个月"为主诉就诊。患者 3 年前出现左上眼睑下垂，在某院行新斯的明试验后诊断为"重症肌无力（眼肌型）"。给予口服新斯的明治疗，症状时轻时重，逐渐出现咀嚼费力，3 个月前双臂抬举无力，辗转多地求治于中医，效果欠佳，今来我处就诊。症见：左上眼睑下垂，复视，双臂抬举困难，咀嚼费力，饮水时有呛咳，腰膝酸软，心烦口干，鼻息有热感，渴不多饮，纳少，眠差，大便微干，小便黄，舌红少苔，脉细数。辨证为水亏火旺，治宜泻南补北，方以知柏地黄丸加味。药物：熟地黄 30g，山萸肉 18g，生山药 18g，茯苓 12g，牡丹皮 12g，泽泻 12g，黄柏 10g，知母 10g，麦冬 15g，炙紫菀 15g，党参 15g，白扁豆 30g。服 7 剂后口干、心烦、眠差明显好转，上眼睑已能微微上抬，双臂抬举困难未见减轻，前方熟地黄增至90g，另加党参30g，桑枝12g，肉苁蓉15g，木香9g，砂仁9g。连续服15剂后上眼睑已能完全上抬，但重复数次后仍反复，晨轻暮重，复视明显好转，双臂无力亦有所减轻，二便已正常，守二诊方加巴戟天24g以阳中求阴，继服15剂后睁眼有力，双上肢已能抬举取物，复视基本消失，纳眠正常，二便调。嘱患者继服15剂，后改汤剂为丸剂，连续服用半年收功，随访至今未再反复。

按：《格致余论》云："人之有生，心为火居上，肾为水居下，水能升而火能降，一升一降，无有穷已，故生意存焉。"心肾相交、水火既济是维持人体正常生理机能的基础。本患者眼睑下垂、复视、咀嚼费力、双臂无力是主症，鼻息有热、渴不多饮、心烦口干、小便黄、脉细数为肾水亏虚、心火独亢之象，故应用知柏地黄丸加味以滋阴降火，能收桴鼓之效。

案4

王某，女，58岁。2016年9月14日初诊。患者于2014年出现咀嚼无力，进食时间延长，晨轻暮重，经医院诊断为重症肌无力，服用溴吡斯的明（1片/次，3次/日）对症治疗，咀嚼无力稍有改善，但不能做家务，活动后全身乏力明显，纳可，眠差，夜间翻身时小便溢出，大便正常，舌质淡红，苔薄黄，脉缓滑细。处方：熟地黄15g，山茱萸15g，山药15g，茯苓15g，炒白术15g，炒酸枣仁15g，黄柏10g，远志10g，黄芪260g，木香10g，夜交藤30g，炙甘草10g。20剂，每日1剂，早晚分服。西药继服溴吡斯的明。二诊：2016年

10月9日。服前方20剂后咀嚼无力较前好转，能慢步行走2～3km不觉疲乏，偶有视物昏花，无眼睑下垂及复视，纳眠可，夜间翻身时小便溢出次数减少，舌象同前，脉沉缓。中药守前方加枸杞子15g，山药加至30g。三诊：2016年10月30日。服前方20剂，病情明显好转，咀嚼有力，自觉如常人，能做少许家务，夜间翻身未再有小便溢出，舌质淡红，苔薄黄，脉滑。自行停服溴吡斯的明1周，病情未见异常，前方加黄芩12g，黄芪加至320g。继服50剂，基本如常人，三诊方改为丸剂继服以收功。

按：该患者为中老年女性，气血亏虚，筋脉、肌肉失养，与肝、脾、肾关系密切，主要病机是脾肾亏虚，脾气亏虚在先，脾的运化功能失常，气血生化乏源，口咽部肌肉失于濡养，出现咀嚼无力，进食时间长；患者患病达两年之久，久病及肾，致肾气亏虚，肾失固摄，膀胱开阖失约，故出现夜间翻身时小便溢出；肝藏血，目受血能视，气血同源，脾气亏虚日久，亦累及于肝，肝血亏虚，则视物昏花。辨证为脾肾亏虚，治宜健脾益气、滋补肝肾，方以六味地黄丸加减，且重用黄芪增强补气升气之功。张锡纯曰："黄芪既善补气，又善升气。"黄芪甘温，善入脾胃，为补中益气要药。王好古曰黄芪"治气虚盗汗并自汗，即皮表之药……又治伤寒尺脉不至，又补肾脏元气，为里药。是上中下内外三焦之药"。黄芪能大补肺气以益水之上源，使气旺自能生水，山药补肾气、滋肾阴，两者并用，奏先天补益后天、后天充养先天之效；黄芪亦能补肝气，与枸杞子并用，气血双补，肝血得复，双目得养，则视物如常。

案5

陈某，女，50岁。2017年8月1日初诊。患重症肌无力半年，症见全身倦怠乏力，眼睑下垂，言语无力，纳眠可，喜热食，腹痛而泻，每日3～4次，泻后痛减，舌质淡，苔薄白多津，脉虚数。现服用溴吡斯的明，每日6片。处方：党参15g，黄芪90g，炒白术15g，茯苓15g，炒山药30g，炒扁豆30g，炒薏苡仁30g，葛根9g，黄连3g，砂仁6g，炙甘草10g，大枣3枚。15剂，日1剂，分两次服。二诊：2017年8月16日。服前方15剂后病情明显缓解，全身有力，眼睑上抬较前有力，右侧腰骶部不适，纳眠可，便前腹痛基本消失，大便基本正常，舌质淡红，苔薄白，脉滑。处方：中药守前方去黄连，加枸杞子15g，黄柏10g，淫羊藿10g，黄芪加至120g；溴吡斯的明减至每日3片。三诊：2017年9月6日。服前方20剂，近来无明显不适，除久视（超过30分钟）电视或报纸时眼部不适外，余症悉除，嘱继续服用三诊方20剂，停服溴吡斯的明。随访半年，无特殊不适，日常工作及生活无影响。

按：脾气主升，能升发清阳，托举内脏。该患者主要病机是脾虚气陷，湿困脾阳。脾虚运化失司，气血津液不能输布全身，不能充达肢体、肌肉，脏腑功能减退，故见全身倦怠乏力、眼睑下垂及言语无力等症状；脾虚清浊不分，水湿下注肠道，则见大便稀溏；寒湿内盛，困阻脾阳，脾失温运，则见腹痛而泻。综观舌脉，辨证为脾虚气陷证，治宜健脾益气、化湿止泻，以参苓白术散加减，重用黄芪增强温升补气之功。张景岳言："黄芪，因其味轻，故专于气分而达表，所以能补元阳，冲腠理，治劳伤，长肌肉。"黄芪之性热，能温补脾阳，补气行血，又善治肢体无力或痿废。李东垣曰："黄芪既补三焦，实卫气，与桂同功，特比桂甘平，不辛热为异尔。但桂则通血脉，能破血而实卫气，耆则益气也……脾胃一虚，肺气先绝，必用黄芪温分肉、益皮毛、实腠理，不令汗出，以益元气而补三焦。"

（李丹）

第三节　跟师论治癫痫

癫痫是由多种原因引起的慢性脑功能障碍性疾病，以反复发生的大脑神经元过度放电所致的暂时性中枢神经系统功能失常为特点，以肌肉抽搐和意识丧失为主要表现。中医学称癫痫为"痫病"，临床上可见突然昏倒，不省人事，口吐涎沫，强直抽搐，两目上视，喉中怪叫，醒后一如常人等典型症状。该病属于疑难杂症，给患者带来极大的痛苦和负担。张怀亮长期从事临床工作，强调对疾病的治疗应做到辨病与辨证相结合，擅长治疗内科疑难杂症，对诸多神经疾病，尤其是痫病有独到的认识和见解，现将跟随张怀亮治疗癫痫的体会总结如下。

1.病因病机

痫病的基本病因病机有以下几点：①七情所伤。七情失调责之于惊恐引起的气机逆乱，损伤脏腑，阴不敛阳而生热生风；中焦脾胃受损，无以运化水谷，痰浊内生，随风火而动，蒙闭神窍而发病。②先天因素。痫病始于幼年，与先天因素有关，病从胎气而得之，在母腹中时，其母因大惊所致气机逆乱，精伤肾亏，使胎儿发育异常，遂发为本病。③脑部外伤。多因患者跌扑损伤，出生时难产，导致颅脑损伤，气血瘀阻，络脉不和，神志逆乱，肢体抽搐，遂发本病。④其他原因如外感六淫疫毒之邪、饮食失调、继发他病、起居失常等都会导致气机逆乱，痰浊上扰，闭塞心窍。张怀亮在前人的基础上，结合自身临床经验进一步把本病的病因病机责之于风、火、痰、瘀、虚，具体如下。

（1）风

风包括内风和外风，但本病以内风多见，诸风掉眩，皆属于肝。随着现代生活节奏的加快，生活和工作压力越来越大，人们受七情所伤，往往出现肝气郁结，肝郁气滞，郁而化火，肝火上炎，内扰心神；另外肝气郁结，横逆克脾土，肝郁脾虚，脾为生痰之源，痰火上扰，蒙闭神窍而发病，故张怀亮在临床上特别重视情志因素。以"风"论治，证候特点是发作时昏仆于地，口唇紫绀，两目上视，颈项强直，牙关紧闭，心烦易怒，好动不安。笔者认为治疗本证型除了上述临床症状外，辨证要点为心烦易怒，癫痫多由情志不畅诱发，舌苔薄白或白腻，脉弦滑。治疗上采用小柴胡汤合桂枝甘草龙骨牡蛎汤加减。

【典型病例】

冯某，男，21岁，司机。2010年6月16日就诊。患者于8个月前无明显诱因出现一过性意识丧失，发作前有胸闷，多在夜间出现，癫痫发作时，四肢抽搐，口唇青紫，双目上视，每次持续3分钟左右，每月发作1次，多在月初出现，心烦急躁，有自杀念头，大便排便时间延长，3日一次，小便可，口中和。既往有再生障碍性贫血病史12年，脑外伤病史12年，左侧额极可见软化灶，平时服用妥泰片（2.5片/次，日两次），舌淡红，苔薄白，脉弦滑。治以清肝胆、和营卫、化痰开窍。具体方药如下：柴胡10g，黄芩12g，清半夏15g，桂枝10g，白芍10g，胆南星10g，生龙骨30g，生牡蛎30g，炒酸枣仁15g，党参15g，天麻10g，丹参15g，炙甘草10g。10剂，水煎服，日1剂。

二诊：2010年6月26日。患者服用前方后癫痫未再发作，心烦、胸闷减轻，但仍眠差，心神不宁，故在前方基础上加远志10g，茯神30g。20剂，水煎服，日1剂。

三诊：2010年7月15日就诊。服用前方后睡眠较前改善，癫痫发作1次，发作时四肢抽搐，口吐涎沫，痰液较多，大便干且排便时间长。前方加炒牵牛子10g，白芥子12g。10剂，水煎服，日1剂。

四诊：2010年7月25日。患者癫痫未再发作，情绪稳定，仍时有大便干，前方加当归15g。10剂，水煎服，并嘱患者服用愈痫丸巩固疗效。

按：肝体阴而用阳，喜条达而恶抑郁，肝气不舒则火无以清，痰无以化，故本方以疏肝利胆的小柴胡汤为主方，肝气疏，胆热清则冲上之气轻，烦躁之症减，热扰心神之症得除，辅以龙骨、牡蛎重镇安神，给予酸枣仁补心养肝，宁心安神，桂枝、白芍调和营卫，温通经络，另外白芍柔肝平肝，肝气平则无以携痰浊上蒙清窍。朱丹溪认为"无非痰涎壅塞，迷闷心窍"，故在治本的同时，兼顾治痰之标，以半夏白术天麻汤加减，患者饮食尚可，脾胃未伤，去健脾之茯苓、白术，加胆南星增强化痰之力。患者有头部外伤史，瘀血阻滞脑窍引起癫痫，故加活血化瘀之丹参，增强清心除烦之力。全方共凑清肝胆、和营卫、化痰开窍之功。二诊癫痫症状缓解，心烦、胸闷减轻，但仍睡眠欠佳，心主神明，故给予远志、茯神增强宁心安神之力。三诊患者再次出现抽搐症状，便秘，痰液较多，给予炒牵牛子、白芥子增强通泻化痰之力，炒牵牛子具有通泻导便之功，现在药理研究表明牵牛子具有松弛骨骼肌、解痉、泻下的作用。有临床报道显示牵牛子蜜丸和牵牛子苷片随机治疗癫痫患者，治疗满 3 个月的 115 例，有效率为 56.7%。三诊患者未再出现抽搐，仍大便干，给予当归润肠通便，联合白芍增强补肝血之力。诸暴强直，皆属于风，风为百病之长，本型以风为主线，以平肝息风为主要治则，兼顾肝与心、脾、脑的辨证关系，重点突出，兼顾全局，往往有较好的临床疗效。

弟子心悟：张怀亮在治疗癫痫过程中特别重视气机的调畅，气行则血行，气行则郁消。得益于恩师的教诲，笔者在治疗此类型癫痫时也喜欢用小柴胡汤加减，同时加龙骨、牡蛎，龙得天地元阳之气以生，与肝之青龙之气相求，敛正气而不敛邪气。牡蛎之生，背西向东，为足少阳对宫之药，主惊恚怒气，因惊由于胆，怒由于肝，牡蛎咸寒属水，因水滋木，则肝胆自得其养，凡肝火肝风内动者，多以龙骨、牡蛎治之。此种类型的癫痫临床中比较多见，笔者曾经治疗一年轻女性患者，发作时为癫痫大发作，每月发作 1 次，平时多心烦，急躁易怒，舌淡红，苔薄白，脉弦滑。处方给予柴胡10g，黄芩12g，清半夏15g，桂枝10g，白芍30g，胆南星10g，生龙骨30g，生牡蛎30g，炒酸枣仁30g，天麻10g，丹参15g，炙甘草10g，炒牵牛子10g。在此方基础上加减多次，服用 30 剂后随访两月未再发作。治疗数例患者，皆有奇效，从而体会到张怀亮用方之妙，用药之精。

（2）火

"火"包括肝火、心火和痰热之火。肝为风木之脏，肝火旺盛，灼伤肝木，耗伤肝阴，上犯心则心神不安，心肝火旺，炼液为痰，随肝火生发上炎之性，蒙闭神窍，发为痫病。以"风"论治，证候特点与"风痫"相似，但以火之征象更为突出。张怀亮治疗本类型癫痫除依据上述症状外，还有心烦易怒、失眠症状突出，兼见口苦、口干、舌质红、苔黄腻、脉细数。治疗上采用自拟方"四调汤"加减。

【典型病例】

王某，女，42 岁。2012 年 4 月 6 日就诊。6 个月前与家人生气后出现四肢抽搐，口吐涎沫，紧急就医后抽搐症状缓解，但烦躁不安，症状加重时有打人毁物、衣不蔽体等异常行为，口苦口黏，眠差，大便干，排便周期延长，舌质红，苔黄腻，脉细数。治以疏肝利胆、滋阴安神。具体方药如下：

柴胡 10g，黄芩 12g，天花粉 30g，栀子 10g，茯神 30g，白芍 30g，当归 15g，生地黄 30g，熟地黄 30g，玄参 30g，生龙骨 30g，生牡蛎 30g，炒酸枣仁 15g。7 剂，水煎服，日 1 剂。

二诊：2012 年 4 月 14 日。服用前方后癫痫未再发作，口苦、眠差症状减轻，仍烦躁不安。守前方加丹参 12g，郁金 15g。15 剂，水煎服。

三诊：2012 年 5 月 5 日。服用前方后癫痫未再发作，心烦、口苦、眠差症状减轻，仍口黏，时有白色黏痰。前方去天花粉，加半夏 15g，白芥子 12g。10 剂，水煎服。

按：诸逆冲上，皆属于火，诸躁狂越，皆属于火。火有虚火、实火之分，不管虚火、实火都属于病理之火。此型癫痫主要从心、肝、肾的关系入手进行辨证，肝主木，五行上生心火，肝火旺盛，不但灼伤肝阴，还灼伤心阴，心阴受损则心不藏神，肝阴不足则肝不藏魂，所以在疏肝清热的同时要滋肝阴，在重镇安神的同时要滋心阴，心阴来自肝木的生发，肝阴来自肾水的滋养，所谓"壮水之主，以制阳光"，所以全方在疏肝清热的基础上，加白芍、当归补肝血，泻肝火而不耗肝血，疏肝郁而不散肝气，生地黄、熟地黄大补肾水，玄参清心火，并起肾水以上济咽喉，水充肝木得养，肝火自灭，火灭则心神自安，魂自返肝中，神自藏心中，冲逆之气减，狂躁之症平，风火之势弱，痫证自轻。

弟子心悟："三调汤"和"四调汤"为张怀亮治疗失眠的常用方，以柴胡、黄芩疏肝利胆，当归、白芍滋养心肝之血，茯苓、白术健脾，酸枣仁、龙眼肉养心血、安心神，熟地黄、黄柏滋肾阴、清相火。因本病多有阴伤火旺之征，所以脉象多细数，细为阴伤，数为热。在四调汤的基础上重用滋阴之品，如生地黄、玄参、天花粉等，特别在合并有大便干结的情况下，生地黄用量常为 90～150g，同时根据患者相火所在位置的不同酌情使用黄芩、黄连、黄柏、栀子等药物。考虑到大量使用滋腻苦寒之品会损伤脾胃，笔者往往会辅以少量砂仁、干姜，防止脾胃功能受损。张怀亮拟"四调汤"虽是以治疗失眠为主，但在治疗癫痫符合此证候特点时也往往会收到奇效。

（3）痰

"痰"是痫证的主要病理产物，痰为阴邪，性质黏腻，阻于胸膈经络之间，影响气机，蒙闭清窍，侵扰心神。痫因痰起，治痫必治痰，而张怀亮在治疗痰邪引起的痫证时，认为一定要在疏肝理气的基础上化痰，肝主调理全身气机，其升、散、动的特性可以使气得运行，通而不滞，散而不郁，气机运转正常，血液、津液输布畅通无阻，经络通利，痰邪不易生。如果气机阻滞，会导致津液输布障碍，聚而为痰，痰气交阻，蒙闭清窍而发为痫证。另外，痰为阴邪，得温则化，得气则行，很多医家治疗痫证之痰，喜用辛热之品，开气机之闭塞，破痰邪之积聚。张怀亮取百家之长，治疗此类型癫痫时不仅用胆南星、半夏、桂枝等辛温之品化痰通络，还喜用柴胡、黄芩疏肝利胆。笔者在治疗此类型癫痫时辨证要点为神疲乏力，纳呆呕恶，咳出痰涎，大便溏薄，舌淡红，舌体胖大，苔白腻，脉沉滑数。以四逆散合涤痰汤加减。

【典型病例】

袁某，男，13 岁。2019 年 8 月 28 日就诊。主诉：发作性意识模糊、目光呆滞 6 年余。患者于 6 年前因惊吓出现发作性意识模糊，目光呆滞，呼之不应，但自诉意识清楚，精神抑郁，仿若沉思，两年前发作次数增多，查头颅 MRI 未见明显异常，脑电图正常，时感心中之气上冲，持续 1～2 秒，发作频繁，平时易感冒流涕，纳眠可，二便调，舌淡红，舌体胖大，苔白腻，脉沉滑数。治以疏肝利胆、理气化痰。具体方药如下：柴胡 10g，黄芩 12g，当归 10g，炒白芍 12g，姜半夏 15g，陈皮 15g，连翘 15g，天麻 10g，茯苓 15g，枳实 10g，桂枝 12g，胆南星 10g，石菖蒲 15g，丹参 15g，生龙骨 30g，生牡蛎 30g，炙甘草 10g。10 剂，水煎服，日 1 剂。

二诊：2019 年 9 月 9 日。服用前方后症状稍改善，服药期间目光呆滞，意识模糊症状未发作，现心慌，前胸多汗，咽中不适，自觉喉中有痰，吐少量黄痰，时有干呕，心不烦，纳眠可，二便调，舌苔薄白，脉数。前方去桂枝，14 剂，水煎服。

三诊：2019 年 9 月 24 日。服用前方后效可，服药期间目光呆滞、意识模糊症状未发作，喉中有痰好转，咳少量白痰，心烦，时有情绪低落不欲言，无乏力，时有胃痛，纳眠可，二便调，舌淡红，苔白腻，脉细数。中药守前方加青礞石 30g。21 剂，水煎服，日 1 剂。

四诊：2019 年 10 月 15 日。服用前方期间，癫痫发作一次，表现为双目上视，四肢抽搐，口角流涎，口中怪叫，持续约 1 分钟后自行缓解，昨日夜间出现目光呆滞，时有心慌、汗出，咽中有痰，咳黄稠黏痰，纳眠可，口中和，舌质暗红，苔黄腻，脉沉细数。中药前方去枳实，加厚朴 10g，射干 15g，牵牛子 10g。21 剂，水煎服，日 1 剂。

五诊：2019 年 11 月 10 日。服用前方后效果佳，癫痫、发作性意识丧失等症状未再出现，时有心慌，咽中黄黏痰较前减少，但难以咳出，纳眠可，二便调，舌淡红，苔白腻，脉细。中药守前方加代赭石 30g，茵陈 30g。21 剂，水煎服，日 1 剂。

一月后复诊诸症皆除。

按：朱丹溪说："无非痰涎壅塞，迷闷心窍。"《临证指南医案》曰："以致脏气不平，经久失调，一触积痰，厥气内风，猝然暴逆，莫能禁止。"都强调豁痰在治疗癫痫中的重要性。痰邪引起的病证上达于头，下至于足，内而脏腑，外而肌肤，无所不至，故有"百病皆由痰作祟"之说，所以很多医家把豁痰作为治疗癫痫的主线和根本，治痰重在辨明生痰之因和痰液之性。本案患者发病之初，由惊吓诱发，所谓惊者气乱，所以治痰当需疏肝理气，故方中用柴胡、黄芩疏肝气，当归、白芍益肝血，龙骨、牡蛎安心神。另外，痰液虽为有形之阴邪，但仍有寒热虚实之别。小儿多为纯阳之体，易化热生风，故本患儿之痰多为黄痰，在二诊中去辛温之桂枝。四诊加射干以清热解毒、消痰利咽。五诊加用寒凉之代赭石，清热利湿之茵陈。

弟子心悟：因"痰"致痫在临床上最为常见，痰邪也是引起癫痫最为常见的病理产物，笔者治疗痰邪引起的癫痫多以涤痰汤加减，但一定要辨清是热痰还是湿痰，热痰以竹沥达痰丸加减，湿痰以重于健脾利湿的六君子汤加减，又因痰液产生的基础多为气机不畅，故在化痰的基础上采用四逆散加味，肝火旺盛加黄芩、牡丹皮；肝阴不足加当归、白芍、生地黄。笔者在治疗此类型癫痫时谨记张怀亮的教诲：注重于病因分析，证候把握，在症状变换中准确切中病机，在药物加减中灵活辨证，真正做到辨病与辨证相结合，往往能取得良好的疗效。

（4）瘀

"瘀"的病机相对比较单一，多是继发于颅脑外伤、产后、颅内感染等，或者有先天脑部发育不全，王清任认为本病与瘀血阻于脑窍有关，临床上治疗此种类型的癫痫多用通窍活血汤加减。张怀亮治疗也在理气的基础上活血，瘀血与痰虽然是不同的病理产物，但由它们引发的癫痫在治疗原则上相似，血能载气，气能行血，全身气机、血液、津液运行无阻，则瘀血自去，经络自通，癫痫自止。瘀血所致癫痫多于脑外伤或中风之后发生，除抽搐外多伴有肢体偏瘫、麻木、疼痛，形体消瘦，肌肤甲错，大便干结等症状。

笔者认为此种类型癫痫的辨证要点为有产生瘀血的诱因和表现，面色黧黑，肢体麻木，舌质暗或有瘀斑，舌苔薄，脉涩或细。治疗上采用自拟方"宣达饮"合血府逐瘀汤加减。

【典型病例】

杨某，男，45岁。2019年7月10日就诊。患者于3年前车祸后出现颞骨骨折，硬膜下出血，手术治疗后间断出现癫痫发作，四肢抽搐，口吐涎沫，双目上视，每次持续3～5分钟，发作不规律，平时口服丙戊酸钠片（1片/次，日3次），情绪不稳定，烦躁易怒，口苦，口黏，时有少量黄黏痰，眠差，饮食尚可，大便干，小便可，舌质暗红，苔薄黄，脉涩。治以疏肝理气、活血化瘀。具体方药如下：柴胡10g，黄芩 12g，半夏 15g，陈皮 12g，枳实 10g，竹茹 15g，当归 15g，茯苓 15g，丹参 15g，桃仁 15g，红花 12g，赤芍 12g，牡丹皮 10g，川芎 9g，生龙骨 30g，生牡蛎 30g，炒酸枣仁 15g，炙甘草 9g。7 剂，水煎服，日 1 剂。

二诊：2019 年 7 月 18 日。服用前方后癫痫未再发作，睡眠改善，仍心烦、口苦、便秘，大便周期延长。前方加大黄 3g，10 剂，水煎服。

三诊：2019 年 8 月 1 日。服用前方期间癫痫出现 1 次，表现为四肢抽搐，口吐涎沫。前方加厚朴 10g，牵牛子 10g，10 剂，水煎服。

四诊：2019 年 8 月 12 日。服用前方后癫痫未再发作，大便正常，心烦、口苦、眠差症状改善。前方去大黄，15 剂，水煎服。

按：《难经·十四难》云："脉有根本，人有元气。"命门为元气之根，水火之宅，五脏之阴气，非此不能滋，五脏之阳气，非此不能发。元气通过六腑三焦循行全身，内而脏腑，外而肌腠，无处不到，也可以说人之一身，皆气所撑悬也，此气在下焦为元气，在中焦为中气，在上焦为大气。参照三焦辨证，张怀亮以六腑三焦为理论基础，主要用于内伤杂病的辨治，注重六腑三焦通道的畅通及相关脏腑的功能，通过治疗使三焦气化得以正常进行，因此治疗瘀血引起的癫痫一定要在六腑三焦通达的基础上活血化瘀，而不建议单纯以活血息风止痉进行治疗。所以笔者往往用宣达饮联合血府逐瘀汤或者通窍活血汤加减，使气、血、津液运行通畅，六腑三焦正常运转，则瘀自去，癫痫自止。

弟子心悟：张怀亮的三焦辨证论治尤其重视六腑三焦的畅通，认为六腑三焦的通畅是三焦气化的关键。据此张怀亮自拟一方，取名"宣达饮"，宣者宣发，达者条达，意在使气、血、津液的运行顺畅无阻，该方由小柴胡汤、温胆汤、活络效灵丹合方加减而成，具有和少阳、祛痰湿、理气血的功效。笔者在临床中经常使用该方，体会颇深。人的新陈代谢有三种形态，即气态、液态和固态，这三种形态在六腑三焦升降出入正常，人体才能保持健康，所以三焦以通为用。气机郁滞、痰湿停滞、瘀血阻滞则百病由生，所谓"出入废，则神机化灭；升降息，则气立孤危"。所以笔者常用小柴胡汤调畅气机，用温胆汤理气化痰，用活络效灵丹活血祛瘀。此型癫痫患者以瘀血为主，应加用血府逐瘀汤或通窍活血汤以增强祛瘀之力，瘀祛血行则癫痫自止。

（5）虚

"虚"主要包括肝肾阴虚和肝脾两虚。

①肝肾阴虚：肝肾同属下焦，阴不敛阳，风阳升动，扰及清窍神明而发病，另外阴虚火旺，火性上炎，上扰心神而烦躁失眠，风火夹痰饮、瘀血等病理产物上冲于脑而发癫痫。

【典型病例】

案1

王某，男，17岁。2012年8月7日就诊。主诉：发作性精神恍惚两年。现病史：两年前无明显诱因出现精神恍惚，呈发作性，每次持续5～6分钟，发作后出现全身不适，乏力，嗜睡，腰膝酸软，记忆力减退，盗汗，时有头晕，口燥咽干，便秘，舌红，苔少，脉细数。辨证为肝肾亏虚证，治以滋补肝肾、潜阳安神，方用左归丸加减。具体药物如下：熟地黄24g，枸杞子12g，白芍15g，山茱萸12g，牛膝12g，菟丝子15g，龟甲胶6g（烊化），制何首乌15g，决明子30g，枳壳12g，地骨皮9g。7剂，水煎服。

二诊：2012年8月15日。服用前方后，精神恍惚发作次数较前减少，每次持续1～3分钟，身体较前有力，嗜睡症状减轻，手足心热，大便正常，舌淡红，苔白，脉沉细。效不更方，守前方继续服用10剂。

三诊：2012年8月25日。服用前方后，精神恍惚未再发作，乏力较前改善，嗜睡症状明显好转，手足心热较前改善，记忆力好转，大便正常，舌淡红，苔白，脉沉细。给予中成药左归丸继续服用。

按：患者平时肝肾阴虚，脑府失养，故头昏蒙不清，记忆力差。肝肾阴虚，阴不制阳，尤其肝为风木之脏，主升主动，故风阳上扰清窍，则出现发作性精神恍惚。发作后，神志未复，而现周身不适，喜卧嗜睡，倦怠乏力，腰膝酸软，手足心热、夜热骨蒸、大便秘结为阴虚所致，舌红苔少、脉细数乃火热之象。善补阴者，必于阳中求阴，则阴得阳升而源泉不竭。本方纯补无泻，阳中求阴是其配伍特点。患者平素学业压力大，阴血暗耗，日久导致肝肾阴虚，阴不敛阳，虚火内生，风阳升动，上扰清窍神明，发为本病。故以左归丸滋阴补肾，填精益髓，潜阳安神。方中组成药物以阴柔滋润为主，加地骨皮以清热除蒸，加枳壳以防久服滞脾碍胃。

案2

王某，男，19岁。2019年10月10日就诊。患者于两个月前无明显诱因出现一过性意识模糊，突然倒地，四肢抽搐，口吐涎沫，双目上视，持续约两分钟后缓解，昏睡 10 余分钟后清醒，自觉有热气上冲于脑，时有黄痰，无乏力、心烦，口中和，纳眠可，二便调，舌暗红，苔白，脉沉细。治以疏肝理气、活血化瘀。具体方药如下：熟地黄 15g，山萸肉 15g，生山药 15g，茯苓 12g，泽泻 9g，牡丹皮 10g，胆南星 10g，石菖蒲 15g，天麻 10g，知母 10g，黄柏 10g，远志 10g，生龙骨 30g，生牡蛎 30g，代赭石 30g，丹参 15g。21 剂，水煎服。

二诊：2019 年 11 月 1 日。服药期间患者出现 1 次精神恍惚，但无四肢抽搐，口吐涎沫，双目上视，纳眠可，仍自觉有热气上冲于脑，大便干，小便可，脉沉滑数。中药守前方加柴胡 10g，黄芩 9g，半夏 15g，枳实 10g。21 剂，水煎服，日 1 剂。

三诊：2019 年 11 月 22 日。服用前方后癫痫未再发作，自觉有热气上冲于脑的症状仍未减轻，纳眠可，二便调，脉滑数。改为引火汤加减。具体方药如下：熟地黄 90g，巴戟天 30g，天冬 30g，麦冬 30g，茯苓 15g，五味子 15g，砂仁 10g，生龙骨 30g，生牡蛎 30g，炙甘草 15g。21 剂，水煎服，日 1 剂。

四诊：2019 年 12 月 13 日。服用前方后癫痫未再发作，自觉有热气上冲于脑的症状明显减轻，余症皆缓解。以补肾水为主治疗。具体方药如下：熟地黄 15g，山萸肉 15g，生山药 15g，炒白芍 15g，天冬 10g，玄参 15g，龟甲 10g，代赭石 30g，茵陈 30g，生龙骨 30g，生牡蛎 30g，黄柏 10g，川楝

子 9g，砂仁 10g，炙甘草 15g，砂仁 10g。30 剂，水煎服，日
1 剂。1 月后随诊，癫痫未发作，偶有热气上冲于脑，但症状
已经明显减轻，已正常上班。

按：此型癫痫也属于肝肾阴虚，但以肾阴虚为主，肾为
水脏，潜藏龙雷之火，正常情况下随肝气升发之性从左侧上
升，上济于心。心火下炎，从右侧下温于肾，起到水火既济
的作用。当肾阴不足，无以涵木，则肝肾阴虚，阴虚则阳不
潜藏，肝肾之阴的相火上冲，患者感觉有热气上冲于脑。患
者每每感到热气上冲时都有癫痫欲发之势，可见热气上冲是
诱发癫痫的主要原因。故在治疗上首方用知柏地黄汤加减以
补肾水，清肾中相火，加用化痰、平肝、重镇降逆的药物。
首诊治疗后癫痫未再发作，但仍有意识恍惚，故增加推动气
机、津液等运行的柴胡、黄芩、半夏、枳实等药物。三诊时
虽然癫痫仍未发作，但热气上冲之势不减，"诸逆冲上，皆属
于火"，故处方改为引火汤加味，大补肾水，壮水之主，以制
阳光，服药后热气上冲之势大减，诸症减轻。因脾喜燥恶湿，
故运用此方时一定要用砂仁或干姜以防大量滋腻之品碍脾，
本方只用了砂仁，没有用干姜的原因是防其助热。四诊诸症
减轻，此时采用六味地黄汤中的三味补益药，联合镇肝息风
汤加减，缓解肝气升发太过之性，肾阴足，肝气平，则癫痫
自止。

②肝脾两虚：肝脾两虚多见于成人，肝郁横逆克脾，脾
虚则无以运化水湿，成为生痰之源，痰随肝气上冲于脑窍，
阻滞经络，发为痫证。也可因婴幼儿时期由于先天不足导致
肝脾两虚。

【典型病例】

冯某，女，11个月。2014年3月8日就诊。主诉：发作性四肢发软伴抽搐两个月。现病史：家属代诉两个月来时有颈项发软，四肢瘫软无力，后渐出现肢体抽搐，双目上视，口唇发绀，纳眠可，二便调，舌脉未见。在当地医院诊治疗效欠佳。辨证为肝脾亏虚型，治以养肝健脾，方用四物汤合半夏白术天麻汤加减。具体药物如下：熟地黄3g，炒白芍5g，当归3g，炒白术3g，茯神5g，枸杞子6g，胆南星2g，天麻3g，姜半夏2g，石菖蒲2g，钩藤6g，炙甘草3g，浮小麦9g，大枣1g，朱砂0.1g。10剂，水煎服。

二诊：2014年3月19日。服用前方期间癫痫未再发作，停药后出现病情反复，近两天出现两次发作性四肢发软、抽搐，口唇发绀，干呕，纳眠可，二便调。前方加黄芩3g。15剂，水煎服。

三诊：2014年4月6日。服药期间无发作，余未诉明显不适，纳眠可，二便调，舌脉未见。前方制成颗粒剂，继服30剂。

四诊：2014年5月5日。服用前方期间癫痫发作4～5次，发作时四肢无力，但抽搐症状已不明显，持续约1分钟，受惊吓时易发作，缓解后困倦，今日发作较为频繁，易受惊吓，眠差，纳差，干呕，舌淡，苔薄。前方加炒莱菔子12g，蝉蜕9g，钩藤10g，灯心草10g，生甘草3g。颗粒剂，30剂。

五诊：2014年6月5日。服前方期间癫痫发作2～3次，受惊吓后容易发作，四肢无力，无意识障碍和四肢抽搐，持续约1分钟后缓解，近两日纳差，精神情绪尚可，二便调，舌脉未见。前方去炒莱菔子，姜半夏加至 3g，加苍术 2g，牵牛子 2g，桂枝 2g。颗粒剂，30 剂。

六诊：2014 年 7 月 6 日。服前方期间癫痫仅发作 1 次，发作时四肢无力，余无明显不适，舌脉未见。前方苍术加至 3g，丹参 6g。颗粒剂，30 剂。

七诊：2014 年 8 月 10 日。服前方期间癫痫未发作，无明显不适，舌脉未见。前方钩藤加至 10g，颗粒剂，30 剂。

按：中医学对癫痫的治疗积累了丰富的经验，至明代对本病的认识已趋于成熟。《寿世保元》言："盖痫疾之原，得之惊，或在母腹之时，或在有生之后，必因惊恐而致疾。盖恐则气下，惊则气乱，恐气归肾，惊气归心，并于心肾，则肝脾独虚，肝虚则生风，脾虚则生痰，蓄极而通，其发也暴，故令风痰上涌而痫作矣。"惊则气乱，该患儿多次因惊吓而发病，属于"惊痫"的范畴，所以在治疗上重用熟地黄、炒白芍、当归补肝血，钩藤平肝阳，茯神、朱砂重镇安神。五诊时又多次因惊吓而发病，遂增加钩藤用量。总之，用四物汤去川芎加枸杞子，养肝以助息风，半夏白术天麻汤加钩藤健脾化痰、平肝息风。《黄帝内经》云："肝苦急，急食甘以缓之。"合用甘麦大枣汤以养心疏肝。

弟子心悟：《素问·阴阳应象大论》云："其盛，可待衰而已，其轻而扬之，其重而减之，其衰而彰之，形不足者，温之以气，精不足者，补之以味。"故张怀亮在治疗虚证引起的癫痫时重视病机的把握，侧重于肝、脾、肾的辨证。精不足者，补之以味，肝肾之阴不足，多用左归丸、六味地黄丸加减，阴虚火旺明显者用引火汤加减。笔者治疗癫痫之肾阴不足证时，习惯用引火汤，其中熟地黄用量可达 90g，起到"壮水之主，以制阳光"的作用，脾胃虚弱时多用砂仁、干姜、白豆蔻、陈皮等药物，以防滋腻之品阻碍脾胃的运化。肝脾两虚的患者多采用四物汤合半夏白术天麻汤加减，或三调汤合半夏白术天麻汤加减。治疗本型患者多以少量柴胡、黄芩疏肝利胆，当归、白芍、生地黄等以补肝阴、益肝血，清代医家陈士铎认为：白芍可升可降，解肝木之忧郁，肝舒则脾胃自舒，脾胃舒，则各经皆舒，舍芍药之酸，又何物可以舒肝乎？芍药不重用，则郁结之气断不可开，故笔者使用白芍用量可达 30g。白术、茯苓健脾利湿，防止肝横逆克脾土，脾胃虚弱甚者，加用山药、鸡内金，取张锡纯资生汤之义。睡眠欠佳、惊魂不安者，加用龙眼肉、酸枣仁、生龙骨、生牡蛎，取张锡纯安魂汤之义，以此治疗癫痫常常在临床上取得良好疗效。

　　结语：癫痫病位在脑，涉及心、肝、脾、肾等脏，其中核心是肝，肝气郁结，郁而化火，暗耗肝阴，肝阴不足，肝阳无以潜藏，肝阳上亢，肝火上炎，上扰心神，灼伤心阴，肝气郁结，横逆克脾土，则脾虚。肝肾同源，肝气郁结，肝火内灼，则肝肾阴虚。所以治疗的核心脏腑是肝，张怀亮在治疗各种类型的癫痫时，把疏肝气、清肝火、平肝阳、养肝阴、补肝血作为不可或缺的环节。虽然火、痰、瘀等皆是引起癫痫的病理产物，但张怀亮认为气机郁滞是导致癫痫的始动因素，气疏则火清，气顺则痰消，气行则瘀去，故在癫痫的治疗中理气也是首要治法。所以张怀亮非常重视疏肝理气、清泻肝火、平抑肝阳、滋养肝阴。我们从第一个医案中可以看出，用小柴胡汤清肝胆。第二个医案也是用柴胡、黄芩清肝利胆。第三个医案用柴胡、黄芩清肝胆，当归、白芍补肝血。第四个医案用宣达饮和少阳、祛痰湿、理气血，宣达饮由小柴胡汤、温胆汤、活络效灵丹加减而成，该方可使气、血、津液在三焦畅通无阻。第五个医案属于肝肾阴虚，在补肾的同时，用白芍柔肝，用决明子平肝。第六个医案也属于肝肾阴虚，以肾阴虚为主，先以知柏地黄丸滋肾水、清相火，后以引火汤大补肾水，最后以镇肝息风汤平肝潜阳。第七个医案患者是一个婴儿，因惊吓诱发癫痫，辨证为肝脾两虚型，治以四物汤补肝血，以半夏白术天麻汤平肝阳。通过以上几则医案可以看出治疗癫痫的过程中以"肝"和"气"为重点的临床实效性。

（刘磊）

第四节　跟师论治三叉神经痛

三叉神经痛是临床上常见的神经系统疾病之一，以三叉神经分布区反复出现短暂阵发性剧痛为主要表现，疼痛通常呈电击样、烧灼样、撕裂样或刀割样，且神经系统检查未发现三叉神经功能损伤。多发于单侧，少数患者可双侧发病。本病常反复发作，迁延难愈。

中医学对三叉神经痛早有记载，多以"面痛""颊痛""额痛""面肿""头风"等名称出现。《黄帝内经》中即有本病的论述，如《素问》曰："热争则腰痛，不可用俯仰，腹满泄，两颔痛。"《诸病源候论》曰："头面风者，是体虚，诸阳经脉为风所乘也。诸阳经脉，上走于头面，运动劳役，阳气发泄，腠理开而受风，谓之首风。"《圣济总录》曰："头面风之状，头面多汗，恶风头痛是也……治头面游风，如细针所刺，忽忽烦闷。"《证治准绳》曰："面痛皆属火，盖诸阳之会，皆在于面，而火阳类也……暴痛多实，久痛多虚……连口唇颊车发际皆痛，不开口言语，饮食皆妨。在额与颊上常如糊，手触之则痛，此足阳明经络受风毒，传入经络，血凝滞而不行，故有此证。"以上古籍中的论述与三叉神经痛的临床表现基本一致。

经过多年跟师学习，现将张怀亮对本病的一些临床经验总结如下。本病病因不外乎外感与内伤。外感关乎六气，内伤关乎脏腑经络。《医碥》曰："头为诸阳之会，外而六淫之邪气相侵，内而六腑经脉之邪气上逆，皆能乱其清气，相互搏击致痛，须分内外虚实。"

1. 病在少阳、阳明，涉及肝胆、脾胃

（1）经络走行相通是辨治面痛的基础。《灵枢·邪气脏腑病形》指出："十二经脉，三百六十五络，其血气皆上于面，而走空窍。"面痛患者发病部位位于两颊—耳—鼻—眶—头角区域，其病位在面部三阳交汇处，与三阳经关系密切，而又以少阳经、阳明经为最。

《灵枢·经脉》："三焦手少阳之脉……上出耳上角，以屈

下颊至颐，其支者，从耳后入耳中，出走耳前，过客主人前，交颊，至目锐眦。是动则病耳聋……是主气所生病者，汗出，目锐眦痛，颊肿。""胆足少阳之脉，起于目锐眦，上抵头角，下耳后……出走耳前，至目锐眦后；其支者，别锐眦，下大迎，合于手少阳，抵于颐，下加颊车……是动则病……则面微有尘……是主骨所生病者，头痛，颔痛，目锐眦痛。"邪犯少阳，风火上炎，枢机不运，经气不畅，脉络瘀阻，不通则痛。《灵枢·经脉》曰："胃足阳明之脉，起于鼻之交颏中，旁纳太阳之脉，下循鼻外，入上齿中，还出挟口环唇，下交承浆，却循颐后下廉，出大迎，循颊车，上耳前，过客主人，循发际，至额颅……是动则病……颜黑……是主血所生病者……颈肿。""大肠手阳明之脉……上颈，贯颊，入下齿中，还出挟口，交人中，左之右，右之左，上挟鼻孔。是动则病齿痛，颈肿。"阳明经脉入上下齿，出口唇行于面，故阳明受邪，经脉不利，气血失和，易导致面痛。

另外，三阴经脉中，少阴经、太阴经至胸颈而还，疼痛少发，唯足厥阴肝经上至颠顶，经颊环唇内，肝脉经气逆上不降，可致疼痛。如《灵枢·经脉》曰："肝足厥阴之脉……挟胃，属肝，络胆……从目系下颊里，环唇内……是动病……嗌干，面尘，脱色。"足厥阴肝经与胆经、胃经经气相通，肝阳偏盛则夹胆胃二经之邪壅闭经络，使经脉气血随之升腾上逆，上扰面之清窍，流窜面之经络，引动络之伏邪而发为颊、耳、鼻、眼眶疼痛。

（2）病变脏腑以肝胆、脾胃为主，首及肝胆。肝为刚脏，属木，性喜条达，肝气喜舒畅，赵羽皇云："盖肝性善怒，其气上行则顺，下行则郁，郁极则火动而诸病生矣。"若情志不畅，肝气抑郁不舒，激发肝阳而致气机不畅，气郁为火，肝阳升动太过则阳化为风，风阳上扰而见头面掣痛。胆附属于肝，内藏胆汁而主疏泄，胆腑清利则肝气条达，胆气疏泄功能正常，则枢机运转、三焦运行通畅，升降自如，自无贼邪之患；邪郁少阳，胆火上炎，枢机不运，经气不畅，脉络瘀阻，不通则痛，可见肝胆疏泄不利，郁而化火，邪热侵袭脉络，可致本病；或肝火亢盛，肝阴不足，肝血亏虚，筋脉失养，不荣则痛。

其次病及脾胃。脾主运化，胃主受纳，饮食劳倦伤及脾胃，运化失司，一则痰湿内生，气血瘀滞；二则脾胃虚弱，卫外不固，阳明脉虚，气血无以上荣，易致邪气上扰，邪滞阳明经脉或络虚失养皆可致病。阳明本为多气多血之经，若平素嗜食辛辣食物或过度饮酒，则胃火太盛，阳明燥胜，胃经之火随经上逆，直扰清窍，而致面痛发生；或患者素有蕴热，为风热之邪内犯，致阳明火邪内燔循经上炎于面。

2. 病因分内外，风火痰瘀痹阻少阳、阳明经脉为重要病机

（1）风邪

风为阳邪，具有轻扬开泄、易袭阳位的特性，《素问·太阴阳明论》说："伤于风者，上先受之。"面痛部位为阳经所聚之地，易于为风所伤；风性善行而数变，与面痛发病突然、疼痛短暂剧烈且易反复的特征相吻合；风为百病之长，风邪四季皆有，常与寒、湿、痰、燥、热（火）等邪相合为病，或与内伤之痰瘀相兼，邪随风动，上壅经脉，致营卫失和，气血痹阻而发生面痛。

（2）火邪

火热之邪是具有炎热升腾等特性的外邪；火为阳邪，性燔灼趋上，头面位于人体的最上部，故易受之侵袭；面痛常表现为痛如火灼，且扰乱心神，出现烦躁不安等症状。《素问·至真要大论》说："诸痛痒疮，皆属于心……诸躁狂越，皆属于火。"王肯堂认为面部疼痛主要是火邪为患，"盖诸阳之会，皆在于面，而火阳类也。心者生之本，神之变，其华在面，而心君火也。暴痛多实，久痛多虚。"

（3）痰瘀病理之邪

《临证指南医案》说："初为气结在经，久则血伤入络。"外感内伤、久治不愈、反复发作的面痛多为气机不畅，气滞则血行不利，血行迟缓而形成血瘀，甚则阻滞脉络，脉络瘀阻不通而致病情反复；气滞日久，余气化火克伐脾胃，内生痰湿阻遏气机，或血行瘀滞，津结为痰，痰瘀交结，伏于络脉，难以速除，因而病情缠绵难愈。患病日久，脏腑功能虚弱，津虚血少，而阴主成形，故见络脉空虚，所谓"邪之所凑，其气必虚"，络空则邪气易入，而见阵发性疼痛。如《环溪草堂医案》曰："病后络脉空虚，相火内风，走窜入络。"

3. 治从少阳、阳明入手，以疏通少阳、阳明经脉为大法

面痛以邪气阻滞少阳、阳明经脉为主，故治从少阳、阳明入手，祛邪气，通阻滞，畅通脉络，令血气调和，则病可向愈。张怀亮多从风火上犯证、胆胃郁热证、痰瘀闭阻证这三个常见证型进行辨治，每获良效。

（1）风火上犯证

本证常因遇风得热而引发，症见颜面短暂烧灼或刀割样疼痛，遇热加重，得凉稍减，痛时面红、汗出，伴恶风，口干咽痛，舌边尖红，苔薄白或薄黄，脉浮数。治宜疏风清热，通络止痛。方以芎芷石膏汤加味。芎芷石膏汤首载于《医宗金鉴》，由川芎、白芷、石膏、藁本、羌活、菊花组成。方中川芎味辛性温，《神农本草经》载其"主中风入脑头痛，寒痹，筋挛缓急"，为血中气药，能上达头目，通行经络中阳气，使气血上下通达，功专活血行气，祛风止痛。白芷，《神农本草经》载其"主头风侵目泪出"，《名医别录》载其能疗"风痛头眩"，有祛阳明之浊翳之功，可祛风活血、通窍止痛。石膏，味辛甘，性寒，《神农本草经》曰："主中风寒热。"《药性论》云："治伤寒头痛如裂。"寒以化邪热之充斥，辛以通上下之道路，故石膏主解泛溢之热邪，其性善清透，以发散面部之郁火，与"高者抑之""热者清之""火郁发之"之理相符。方中用藁本、羌活祛风除湿止痛，菊花疏散风热、祛风明目，以颠顶之上，唯风可到也，故不论内外邪，方药之中必加风药以上引之。六药合用共治风火上犯所致的三叉神经痛。

临床上遇火毒较盛的患者，配伍金银花、连翘、升麻、夏枯草等以增清热解毒之功；金银花、连翘气味芳香，疏散风热，清热解毒，既透散卫分之表邪，又消风热毒火之结聚；升麻味苦、甘，性平，入阳明经，能辟疫气，散肌肤之邪热，止头面诸痛，每用之散火解毒；夏枯草性寒，味苦辛，专入少阳，有辛散之功，解风热之毒也。

若因感受风寒，邪气侵袭面部三阳经脉，化火生热，瘀热夹杂，面部经络瘀滞不通，产生面痛，可投以柴葛解肌汤以解表清里，透散经络瘀热。方中柴胡、葛根解表散邪，生石膏、黄芩清泄里热。羌活、白芷发表散邪止痛，桔梗宣畅肺气以利解表，白芍、甘草既防止疏散太过而伤阴，又缓急止痛，生姜、大枣以固护中焦胃气。

（2）胆胃郁热证

因情志怫郁，肝胆风火相煽，上扰于阳明经脉，脉络阻滞，发为本病。症见颜面阵发性灼痛或电击样剧痛，面红目赤，咽干口苦，喜凉饮，便秘溲赤，舌质红，苔黄，脉弦数或滑数。治宜清透郁热，疏利肝胆气机，方以小柴胡汤、葛根芩连汤合升降散加减。柴胡，味辛苦，性微寒，芳香疏泄，入肝胆经，能透泄少阳郁热，并能疏泄气机之郁滞；黄芩苦寒，善清上焦之火，兼入少阳经，能清热调气，气郁而发热者，皆能用之；柴胡之升散，得黄芩之降泄，两者合用既可清解少阳邪热，又能调畅气机，疏泄肝胆之郁气，从而收到宣通三焦，畅达少阳之效；半夏能升能降，助柴胡散热，胆气犯胃，胃失和降，合半夏以和胃降逆；用人参以健脾益气；黄连味苦性寒，清热泻火解毒，直折胃腑之热；葛根味甘辛，性凉，解胃中之邪热，升腾胃气，气上则生津止渴；甘草甘缓和中，调和诸药。升降散方中之僵蚕，辛咸性平，轻浮而升，善升清散火，清热解郁；蝉蜕，甘咸性寒，其体轻清，升浮宣透，可清热解表，透邪解毒，二者合用无助热化燥、逼汗伤阴之弊；姜黄味辛苦，性寒，善行气活血解郁，使气机畅达，热乃透发；大黄味苦性寒，入胃与大肠经，走而不守，善荡涤积滞，通利水谷，降浊阴，推陈致新，使里热下趋而解，有釜底抽薪之效；僵蚕、蝉蜕升阳中之清阳，姜黄、大黄降阴中之浊阴，一升一降，内外通和，而杂气之流毒顿消矣。

若偏肝胆火炽证，可加龙胆草、栀子，龙胆草入肝经，大苦大寒，善清泻肝胆有余之火；栀子苦寒，清泻三焦之火，导热下行，引邪热从小便而出。若偏胃火炽盛证，则重用黄连、大黄、石膏等以清热泻火，除烦止渴；同时加用升麻、牡丹皮，升麻甘辛微寒，一可清热解毒，二可轻清升散透发，可宣达郁遏之伏火，夫火性炎上，引其上升者易于散，有"火郁发之"之意，与黄连相伍，降中寓升，泻火无凉遏之弊，散火而无升焰之虞，丹皮苦辛微寒，清热凉血，《长沙药解》谓："入足厥阴肝经，达木郁而清风，行瘀血而泄热。"疼痛较重者，每合用止痉散，方中全蝎、蜈蚣皆血肉有情之品，行走于经络之中，搜风解痉，使头面瘀阻消散。叶天士云："阳气为邪阻，清空机窍不宣，考周礼采毒药以攻病，藉虫蚁血中搜逐，以攻通邪结。"全蝎，味辛而平，其身有节，色青属木，专入肝经祛风，善引各种风药直达病所，张秉成谓："全蝎色青善走者，独入肝经，风气通于肝，为搜风主药"。蜈蚣，辛温有毒，归肝经，攻毒散结之力尤甚，常用治顽固疼痛，《医学衷中参西录》言蜈蚣"走窜之力最速，内而脏腑，外而经络，凡气血凝聚之处皆能开之……性能入脑，善理脑髓神经，使不失其所司"。二者合用，搜风通络，息风止痉，活血止痛，然二者皆为有毒之品，需防其败胃，若老年患者或脾胃功能差者，当佐以护胃之品或另选它药，且二者不可长服久用，中病即止。

（3）痰瘀痹阻证

久病入络，面痛经久不愈，肝郁日久，气失条达，气滞则血行不畅，易形成血瘀，脉络瘀阻不通，加之肝郁克伐脾土，脾失健运，痰浊内生，痰浊亦阻遏气机，病情反复发作，迁延不愈，而致痰瘀内阻证。症见面痛屡发，缠绵难愈，痛时如针刺刀割，面色晦暗，皮肤粗糙，无明显寒热诱因，舌质紫暗或有瘀斑，脉弦涩。治宜行气活血，化痰通络。方以血府逐瘀汤合温胆汤加减。血府逐瘀汤由四逆散合桃红四物汤加桔梗、牛膝组成，方中四逆散透邪解郁，疏肝理脾，行气宽胸，使气机调畅，清升浊降，病邪易于消散；桃红四物汤旨在活血化瘀，通利经络，令血气调和而疼痛自止；桔梗可除上气壅闭，且能载药上行，用量宜小；牛膝活血通经，祛瘀止痛，善走十二经络，引血下行；温胆汤理气化痰，清胆和胃，使痰热得清，逆气得降，中气和顺而有利于肝胆的疏泄。肝郁应理气，痰浊须运化，瘀祛络自通。全方共奏疏肝解郁、化痰活血通络之功。本方具有澄本清源之意，对于久病之人，药症相符，切中病机，每获良效。临床中对于疼痛剧烈者，可合用止痉散或牵正散。

【典型病例】

案1

患者，男，48岁。2013年6月10日初诊。主诉：右侧面痛两周。患者两周前因吹风后出现右侧下颌部和面颊部疼痛间断发作，每逢情绪激动则加重。现症见右侧下颌部和面颊部刺痛，时发时止，疼痛剧烈，伴有右侧太阳穴发紧，前额部疼痛，二便正常，舌质红，苔薄黄，脉弦紧。西医诊断：三叉神经痛。中医诊断：面痛。中医辨证：风寒束表，瘀热夹杂。治宜解表清热，疏通经络。处方：柴胡20g，葛根30g，黄芩10g，白芷10g，赤芍15g，桔梗10g，羌活10g，生石膏30g，天麻10g，川芎10g，甘草6g。每日1剂，水煎服。服药7剂，患者面痛大减，但仍间断发作，余无不适。守前方，继服10剂，面痛愈。随访1月，未再发作。

按：该患者因感受风寒，邪气侵袭面部三阳经脉，入里化火生热，瘀热夹杂，面部经络瘀滞不通，产生面痛。投以柴葛解肌汤解表清里，透散经络瘀热。本方中柴胡、葛根辛凉升散以解表散邪，生石膏、黄芩清头面阳经之郁热，羌活、白芷辛温，疏在表之风寒，并善走太阳、阳明经而止头目诸痛，桔梗轻清上浮，可助柴、葛宣透表邪，天麻、川芎、赤芍活血行气，祛风止痛。以本方治疗面痛，属常中达变，临床辨证立足于整体，温清并用，表里同治，并于同中求异、异中求同。

案2

曹某，男，65岁。2008年11月3日初诊。患者10年前拔牙后出现阵发性右侧面颊部及下颌部疼痛，疼痛剧烈呈刀割样，每天发作数次，疼痛难忍，西医诊断为三叉神经痛（下颌支），曾服用卡马西平，并用多种中西医方法治疗效果不佳，舌质淡，苔薄白，脉弦。中医辨证为肝气郁遏，风火上攻。治以疏肝清热，祛风止痛。处方：柴胡10g，黄芩15g，半夏9g，夏枯草30g，龙胆草15g，僵蚕15g，蝉蜕12g，制川乌 9g（久煎），白芍 50g，细辛 6g，全蝎 10g，炙甘草 15g。7 剂，每日 1 剂，水煎服。11 月 21 日二诊，诉服用前方期间疼痛加重，但停药后疼痛较前明显减轻，现进食时疼痛，其余时间疼痛已不明显。守前方加减，继服 7 剂。

按：该患者治疗仍以小柴胡汤为基础方以开郁散火。夏枯草、龙胆草苦寒以增加清肝息风之功效；僵蚕、蝉蜕、全蝎以息风通络止痛；选用制川乌、细辛等辛温之品，亦是遵"肝欲散，急食辛以散之"之法，取其辛散入肝、疏肝解郁之功，且二者有较强的止痛作用。但是这些温热性药物用于治疗热证时不宜单独使用，必须在辨证明确的前提下与寒凉药物配伍，以辛温散郁和清凉泻火相伍，方能奏效。另外制川乌与半夏同用，相反相成，以增强辛散开郁、通络止痛之功。大剂量白芍合炙甘草酸甘化阴，既可扶肝阴而抑肝阳，又可柔肝养筋，缓急止痛。由此郁热得散，虚风自灭，经脉通畅，而病痛得愈。

4. 弟子心悟

（1）用药以治少阳、阳明为主

面痛以邪阻少阳、阳明，经气不利，气血失调为主要病机，故治从少阳、阳明入手，祛其邪，通其络，补其虚，复其升降之职，实为本病治疗之关键。

（2）重用风药

风药非尽为外风而设，内伤诸因亦常需酌配风药。"高巅之上，唯风可及"。一者风药可引诸药直达病所，二者风药多具辛行宣达之性，用之可通达经络而止痛。风火偏盛者，配伍风药可"火郁发之"，阴虚证用之可"辛以润之"，对于肝胆郁热证，因"风气通于肝"，风药能顺遂肝胆之性而调畅气机；另外，风药与治痰药相伍可升清降浊。常用风药有葛根、白芷、细辛、僵蚕、蝉蜕、钩藤、羌活等。

（3）治痛常用虫类药物

虫类药多辛咸，辛能通络，咸能软坚。吴鞠通有言"飞者走络中气分，走者走络中血分，可谓无微不入，无坚不破。"叶天士在《临证指南医案》中指出"邪留经络，须以搜剔动药""借虫蚁搜剔以攻通邪结"。故可取"虫蚁迅速飞走之灵"的特性，借其"俾飞者生升，走者降，血无凝著，气可宣通，搜剔络遂之瘀类"的特点治疗痛证。常用虫类药物有蜈蚣、全蝎、僵蚕、蝉蜕、地龙等。

（4）病久痰瘀沉寒互结，须温清合用

病久入络，顽疾多痰，清阳不展，沉寒痼冷内结，病势愈加缠绵，法当温清并使，一则以温药通其滞涩，再以清降之品缓和温药之燥烈，或防沉寒郁久化热生风，方在逐瘀通脉基础上加白附子、白芷、川乌、细辛以温通经络、祛风化痰，配生石膏、龙胆草、黄芩清阳明、少阳之热，相反相成，而能力克顽疾。张怀亮常在处方中加制川乌，以加强透寒通络止痛之力，该药辛温大热，具有强烈的镇痛作用，凡痛证、寒证皆可用此药，对疼痛剧烈而偏热证者，当以苦寒药相佐，本品有毒，"药不暝眩，厥疾弗瘳"，入煎剂须久煎以减其毒性，目前临床常以颗粒剂用之，或与甘草配伍使用。

（王东阳）

第五节　跟师论治多寐

"多寐"病名始见于清代沈金鳌的《杂病源流犀烛》，尚有"多眠""嗜卧""嗜睡""好卧""多眠睡"和"但欲寐"等别称，是指以不分昼夜，时时欲睡，呼之即醒，醒后复睡为特征的病证。因体力劳作或饱食后出现短暂的困倦嗜睡，或年老体衰神困目合，或妊娠期女性出现阶段性嗜睡，或因个体差异睡眠时间较一般人偏多等，均非本病范畴。张怀亮在睡眠障碍性疾病诊治方面临床经验丰富，不但善治失眠，对于睡眠增多类疾病亦有独到见解。笔者追随张怀亮伺诊多年，治疗多寐略有感悟，现将体会介绍如下，以供同道参考。

1. 张师所论多寐之病因病机

（1）脾胃气虚

张怀亮认为，现代人的生活方式多以脑力劳动为主。脾在志为思，过思则伤脾，过度消耗脑力，思虑过度，损伤脾胃；现代人喜食肥甘厚味之品，脾胃过度运作，耗伤脾胃之气，出现"形有余而气不足"的表现；加之部分人以室内工作为主，"久坐伤肉"，脾主肌肉，四肢肌肉长期失于运动，脾胃失其所主，久则致脾胃虚弱，脾虚失运，湿浊内生；这些均可导致多寐的发生。

《脾胃论》云："脾胃之虚，怠惰嗜卧，四肢不收。"李东垣认为脾胃气虚会出现嗜卧倦怠、四肢软弱无力的表现，其创立的升阳益胃汤，补脾胃之气以升清气，脾胃之气得以充足，清气得升，脑窍得养。脾胃为后天之本，气血生化之源，脾胃气虚，食后疲于对水谷精微的消化、吸收及输布，脾主升清，脾胃气虚而不能布散水谷精微，清气不能上荣于脑，清窍失养而见多寐。此外，脾胃气虚，水谷失于运化，卫气盛于内而虚于外，则见嗜睡多卧，临床可见食毕即寐、四肢倦怠、气短乏力等。

（2）痰湿蒙窍

张怀亮指出，痰湿为阴邪，具有流动之性，可随气上下，上可侵犯清窍，下可流溢四肢。痰湿犯于清窍，清窍为浊邪所犯，神机失聪，发为多寐，《丹溪心法》提出："脾胃受湿，沉困无力，怠惰好卧。"并列举"凡肥人沉困怠惰是湿热，宜苍术、茯苓、滑石"等治法。《脾胃论》云："如脉缓，病怠惰嗜卧，四肢不收，或大便泄泻，此湿胜，从平胃散。"该书对湿盛多寐表现进行了具体描述，并认为平胃散是治疗湿盛多寐的良方。"诸湿肿满，皆属于脾""脾为生痰之源"，脾胃主运化水湿，脾胃虚弱，水液失于运化，聚而成湿，停而成痰。痰湿阻遏中焦，脾虚更甚，痰湿留滞难以速去，阻遏阳气，日久郁而化热，致病情迁延不愈。脾胃是人体气机升降的中枢，主运化输布精微，濡养脏腑、经络、肌肉、皮肤，充盈血脉，若脾胃虚弱，运化无力，水液停而为痰为湿，痰湿横溢，上扰清窍，清窍被浊邪所蒙，则昏昏欲睡。临床表现为头重多寐、身重困倦、呕吐痰涎等。

（3）肝虚胆热

肝藏血而舍魂，主疏泄而调畅情志及全身气机。《叶选医衡》载："嗜卧之证，若肝气受热，或浊火乱其神明，多睡少醒，由于热也。"《医述》载："肾虚则气趋于肾，故但欲寐为肾病。肝虚则血恋于肝，故嗜卧为肝病。"以上论述说明肝郁化火及肝血虚皆可令人多寐。

胆主中正决断，《医学入门》载："人数谋虑不决，故胆气虚而溢为泪……火盛水亏也，故胆热者亦流泪。热则多眠，虚则不眠，独卧神无所附，尤生惊畏，善太息，恐如人将捕，或梦细草。"《圣济总录》载："胆热多睡者，胆腑清净，决断所自出，今肝胆俱实，营卫壅塞，则清净者浊而扰，故精神昏愦，常欲寝卧也。"《冯氏锦囊秘录》载："夫胆为清静之府，与肝为运，以肾为源，当其阴阳和则开合得所，动静合宜，昼得干动之功，夜得坤静之义。若有浊气，如火如痰者扰之，则不眠，无清气，若天若日者，举之则多眠。"以上论述说明胆热、胆无清气皆可令人多寐。

（4）瘀血内阻

张怀亮指出，此型患者多因外伤或内伤杂病失治误治、惊恐致气血逆乱、痰瘀入络、气虚鼓动血行无力等诱发，致使气血运行不畅而成瘀，阳气闭阻，神机失用而怠惰嗜卧。其病机有二：一为脉道闭塞，气血运行失调，阳气不能畅达全身而致嗜睡；二为瘀血阻滞心窍，心神被蒙，神倦嗜睡。临床多表现为头昏头痛、多梦、舌质暗红等。

（5）阳气虚衰

《灵枢·大惑论》曰："夫卫气者，昼日常行于阳，夜行于阴，故阳气尽则卧，阴气尽则寤……卫气留于阴，不得行于阳。留于阴则阴气盛，阴气盛则阴跷满，不得入于阳则阳气虚，故目闭也。"《类证治裁·不寐》言："阳气自动而之静，则寐；阳气自静而之动，则寤。"由此可见，睡眠的根本取决于阳气的运动，阳交于阴则寐，另外也与阳气的温养作用有关，卫气得阳气之温煦则可昼行于阳，夜行于阴，寤寐方可顺应昼夜的变化。而《灵枢·寒热病》曰："阳气盛则瞋目，阴气盛则瞑目。"因此，阳虚阴盛、卫气不得行于阳是嗜睡的基本病机。

2. 弟子心悟

笔者谨遵张怀亮教诲，在其指导下总结出治疗多寐的五种治法，分别是醒脾、清肝、益气、化饮、温阳，临床效果显著，现叙述如下。

（1）燥湿醒脾

脾喜燥恶湿，太阴湿土得阳始运，患者或久居潮湿之地，或饮食失宜，脾胃受损，湿邪内生，气化不利而湿侵于外，内外合邪，脾阳势微，湿浊上蒙清窍则头蒙如裹，昏昏欲睡，气机失运则身体困重，此即朱丹溪所谓"脾胃受湿，沉困乏力，怠惰嗜卧也"。临床上可伴见胸闷脘痞，口黏不爽，纳食不香，舌苔白腻，脉缓。治以燥湿醒脾，方用胃苓汤加减。处方：苍术10g，川厚朴10g，陈皮10g，石菖蒲15g，茯苓12g，泽泻10g，桂枝6g，半夏9g，炒薏苡仁30g，甘松6g。口苦者为湿邪郁久化热之象，去桂枝加黄芩10g，栀子10g；大便溏者加车前子15g。笔者在临床中发现，本型患者常有嗜茶癖好，人皆知茶有清热醒神之功，不知其凉胃助湿之弊，盖茶苦而寒，为阴中之阴，最能降火，若体弱虚寒之人久饮则脾胃受损，元气暗耗，精神困顿，愈困愈饮，愈饮愈困，终无止时。酒本性湿，随患者体质而从阴化寒或从阳化热，但耗伤脾胃则一也。故宜嘱患者忌茶戒酒，无碍中焦之气化，方能取效。

（2）清泻肝胆

胆为清净之腑，居东方震位，禀少阳春生之气，相火寄居于内，胆附于肝，互为表里，共同调摄身之阳气以温煦周身；若情志失调，所欲不遂，或猝遇惊恐，则气机滞而不行，胆失条达之性，枢机闭塞，相火郁而不伸则内炽，火气通于心，邪热扰及心神，则神明受累，昏昏欲寐，临床可伴见心烦口苦，胸闷乏力，便秘，舌红苔薄黄，脉弦数。治以清泻少阳，方用小柴胡汤合生枣仁散加减。处方：柴胡 10g，黄芩 12g，半夏 9g，酸枣仁 30g，牡丹皮 9g，栀子 9g，郁金 12g，龙胆草 9g，炙甘草 6g。古人谓酸枣仁炒用者安神，生用者醒神。若三焦水道不利，湿浊内停，湿与热合，口苦而黏，舌苔黄腻者，用蒿芩清胆汤以清胆利湿。本型患者症状多晨重暮轻，清晨为阳气由潜闭内敛转为外发隆盛之时，若胆失条达，少阳升发不及，阳气当旺之时不能正常疏泄，则闭郁更甚，热势愈炽，诸症加重，傍晚则阳气内敛，热势稍减，其症或可缓解。

（3）益气升清

头属清窍，为诸阳之会，元神之府，又为髓海之所在，居人体之最高位，赖清阳之气以温之，精华之血以滋之，以为九窍之用，昼精而夜暝。气血所以能上荣头窍皆赖脾土健运升清之能，若脾胃亏虚，失其运化之职，清阳无以上达头面，则神失所养，其人头目昏沉，昼夜枕眠，少食则减，饱食则重。盖少食脾胃得水谷之助，清阳得以上升，故缓；饱食则伤脾，脾不运化水谷，反化生浊气，蒙蔽清阳，故饱食后即寐。临床可伴见乏力懒言，脉细弱。治以健脾益气升清，方用益气聪明汤加减。处方：黄芪30g，党参15g，葛根12g，升麻6g，蔓荆子15g，白芍10g，炒白术15g，炙甘草6g。若纳食不香加砂仁6g，鸡内金12g；若本证见于立秋之后，兼见恶寒，闷闷不乐，乃土不生金，阳气不伸之故，师东垣法，加麦冬12g，五味子12g，或用升阳益胃汤治之亦可。

（4）健脾化饮

《素问·经脉别论》云："饮入于胃，游溢精气，上输于脾，脾气散精，上归于肺，通调水道，下输膀胱，水精四布，五经并行。"脾居中焦，职司运化水谷，若劳累后大渴引饮，或忧思气结，或饮食不节，嗜食肥甘，则脾气受困，运化不及，脾不为胃行其津液，津液不得转输，停于心下而为痰为饮。心者阳中之阳，头者诸阳之会，人之有阳气，犹天之有红日，天以日而光明，人之阳气汇于头而目方能明视。心下有停饮，则阴邪上蒙于心，心阳被遏，不能上会于颠，则终日头目昏昏，双目懒睁。临床症见怠惰嗜卧，头目昏沉如在云雾中，身困乏力，舌体肥大，舌质厚宽，苔多水滑或白腻，脉象或沉或弦，或沉弦共见，以沉为主。治当培土制水，健脾化饮，方选苓桂术甘汤加味。处方：茯苓30g，桂枝10g，白术15g，党参15g，泽泻12g，荷叶12g，炙甘草6g。笔者认为治疗此证茯苓为方中主药用量宜大，茯苓在本方中的作用有四：一是甘淡利水以消饮邪，二是宁心安神而定悸，三是行肺治节之令而通利三焦，四是补脾固堤以防水泛；桂枝通阳以消阴，补心以制水，此方如有茯苓而无桂枝，则不能化气以行津液，如有桂枝而无茯苓，则不能利水以伐阴；白术、党参助茯苓补脾利水；泽泻甘寒，生于水中，得水阴之气而能制水，一茎直上，能从下而上，同气相求，领水饮之气以下走；荷叶中央空虚，象震卦之体，震者，动也，升也，食药感此气之化，清阳得升；甘草助桂枝扶心阳以降冲逆。诸药合用，共奏拨云见日之效。口干喜热饮者为脾胃虚寒之故，加干姜12g；呕吐稀涎者，加生姜12g，半夏12g，陈皮10g；水饮上冲，干呕头痛者加吴茱萸9g。

（5）温阳益气

《素问·生气通天论》曰："阳气者，若天与日，失其所则折寿而不彰，故天运当以日光明。""阳气者，精则养神。"日不明则天为之晦暗，阳不足则人为之昏寐，机体阳气虚亦是导致多寐发生的重要因素，《伤寒论·辨少阴病脉证并治》云："少阴之为病，脉微细，但欲寐也。"阳气虚衰则神明失养，本证多见于年老体虚及病后之人，临床可见神衰多寐，静卧不烦，畏寒肢冷，大便溏，小便清长，舌淡苔白，脉沉细。治以温阳益气，病程短暂者用四逆汤峻补其阳，处方：制附子30g，干姜15g，炙甘草10g。病程长者用金匮肾气丸温补肾阳，处方：熟地黄15g，山药12g，山萸肉12g，茯苓10g，巴戟天12g，淫羊藿10g，制附子6g，肉桂6g。病后多寐除上述情况外，热病、时病治愈后亦有睡眠较多的情况出现，但醒后神情舒畅，精神清爽，此为正气来复之象，应与病态多寐区分，《伤寒论》云："太阳病，十日已去，脉浮细而嗜卧者，外已解也"。

3. 总结

（1）临床中多寐多与郁证相关

忧悲、思虑、抑郁、恼怒等情志不遂均可多寐。《灵枢·天年》载："六十岁，心气始衰，苦忧悲，血气懈惰，故好卧。"对此可作以下解读：年老体弱，心气始衰，故致多寐；倘无忧悲之苦，虽年老不致于多寐；年迈易感悲忧而致多寐。

（2）治疗多寐应从心脾、肝胆入手

心藏神而主神明，思虑伤脾。《杂病源流犀烛》载："多寐，心脾病也。一由心神昏浊，不能自主，一由心火虚衰，不能生土而健运。"《医学传心录》载："脾胃倦，则怠惰嗜卧。神思短，则懒怯多眠。"脾在志为思，过思则伤脾。现代人喜食肥甘厚味之品，脾胃过度运作，耗伤脾胃之气，出现形有余而气不足，加之部分人以室内工作为主，久坐伤肉，脾主肌肉，四肢肌肉长期失于运动，脾胃失其所主，久则致脾胃虚弱，气血生化无源，中焦失于运化，痰湿内生，蒙蔽清窍，均可导致多寐。

肝藏血而舍魂，主疏泄而调畅情志及全身气机。《叶选医衡》载："嗜卧之证，若肝气受热，或浊火乱其神明，多睡少醒，由于热也。"《医述》载："肾虚则气趋于肾，故但欲寐为肾病。肝虚则血恋于肝，故嗜卧为肝病。"

胆主中正决断。《医学入门》载："人数谋虑不决，故胆气虚而溢为泪……火盛水亏也，故胆热者亦流泪。热则多眠，虚则不眠，独卧神无所附，尤生惊畏，善太息，恐如人将捕，或梦细草。"《圣济总录》载："胆热多睡者，胆腑清净，决断所自出，今肝胆俱实，营卫壅塞，则清净者浊而扰，故精神昏愦，常欲寝卧也。"

笔者在治疗该病时喜用石菖蒲、生麻黄之类。多寐属杂病范畴，杂病多痰，石菖蒲开窍豁痰醒神之功著，《神农本草经》谓其"开心孔，通九窍，明耳目"。用生麻黄者，受《伤寒论》麻黄汤用法之启发，"先煮麻黄减二升，去上沫，纳诸药"，所以先煮去沫，是恐其令人烦，而治疗多寐病昏沉嗜睡时，反取其令人烦之性，将麻黄同诸药共煎，且不去沫，临床效果显著，但是阳气虚衰者不宜用。

总之，多寐病机错综复杂，临证治疗时既要抓典型症状，又要综合分析，透过现象发现本质，抓住疾病矛盾的主要方面，虚补实泻，依法治之，焉有不效之理。

【典型病例】

贾某，男，21岁。2007年8月19日初诊。患者1个月前放假乘汽车返家时途中遭遇车祸，同车人员皆罹难，唯患者幸免。返家后常忆此景，心情抑郁，久久不能释怀，半月前始出现四肢倦怠，精神昏沉，昼夜思睡，寐亦不深，诸梦纷纭，恶人言，至当地医院行多项检查未见异常。伴见胸闷心烦，口苦而渴，喜冷饮，二便调，舌红苔薄黄，脉弦数。中医诊断：多寐（胆腑郁热型），治以清泻少阳，宣畅相火，方用小柴胡汤合生枣仁散加减。处方：柴胡12g，黄芩15g，半夏 10g，郁金 12g，牡丹皮 12g，栀子 10g，龙胆草 6g，酸枣仁 30g，炒白芍 12g，炙甘草 6g。7 剂，日 1 剂。7 日后患者复诊来诉睡眠已基本恢复正常，余症皆除。

按：患者猝遇惊恐，气结而不行，胆失条达之性，肝气内郁，久而化热，热气熏扰胸中，影响心神，神明受累，故见多寐心烦、恶人言，气机不运则四肢倦怠、胸闷口苦、舌红苔薄黄、脉弦数皆为木郁化火之象，故辨证为胆腑郁热、气机不畅，用柴胡、黄芩、牡丹皮、龙胆草清胆腑之热，疏泄肝胆气郁，从而收到宣畅相火、清泄少阳之效，半夏辛温苦燥，取其开结之力，解半表半里之邪，与柴胡相配，开散通泄并行，栀子、郁金解郁清心，炒白芍敛肝气，酸枣仁清肝胆之热，药症相符，故能收桴鼓之效。

（徐进）

第六节　跟师学习运用经络辨证的体会

经络系统是运行气血、联系脏腑、体表及全身各部的通道，是人体功能的调控系统。机体通过气血在全身循环流通来维持各项生理活动的正常运行，经络作为气血运行的通道，具有保证身体所需营养、抵御外邪侵袭的作用，以维持人体各部分功能的和谐稳定。《难经·二十三难》云："经脉者，行血气，通阴阳，以荣于身者也。"《灵枢·九针十二原》说：

"五脏有疾也，应出十二原，而原各有所出，明知其原，睹其应，而知五脏之害矣。"说明经穴可反应脏腑疾病。

吾师张怀亮善于运用八纲辨证、六经辨证、三焦辨证及卫气营血辨证等方法辨治疾病，对经络辨证亦了然于胸，以此来治疗许多疑难疾病，收到良好的效果。他认为经络是人生而有之的，人体是由经络系统构成的有机整体，经气的盛衰直接决定机体的健康与否，能反映人体从生理到病理这一过程的变化。因此通过经络辨证，可以判断病变部位所属的经络及虚实寒热属性，从而确定病因病机，为进一步治疗提供理论依据。笔者跟师张怀亮多年，在运用经络辨证方面略有心得，现选口疮、带状疱疹和心悸三种不同的疾病，将运用经络辨证的体会叙述如下，以供同道参考。

1. 口疮

（1）运用经络辨证的理论依据

经络辨证区别于其他辨证方法，其最大优势在于确定病位。口疮具有循经发病的特点，多发于口、唇、舌等部位。而经过口、唇、舌或与口、唇、舌相关的经脉较多，常见的有手少阴心经、足少阴肾经、足太阴脾经、足阳明胃经、手阳明大肠经、足厥阴肝经、足少阳胆经、冲脉、任脉、督脉。其各自循行规律及病变特点如下。

①手少阴心经

心开窍于舌，手少阴心经"挟舌本"而行，故邪犯手少阴心经的口疮常长于舌体。此外，邪犯手少阴心经的口疮还常伴不自觉咬舌。正如《灵枢·口问》所言"少阴气至则啮舌，少阳气至则啮颊，阳明气至则啮唇矣"。

②足少阴肾经

足少阴之脉夹舌本，足少阴肾经之正系舌本，故与舌关系密切。邪犯足少阴肾经的口疮常由于肾阴虚衰、虚火上浮或肾阳不足、浮火上灼所致，并常伴有舌干、咽痛等症。《灵枢·经脉》所载"是主肾所生病者，口热，舌干，咽肿"即是言此。临床上常用吴茱萸外敷足心，引虚浮之热下行治疗口疮。

③足太阴脾经、足阳明胃经、手阳明大肠经

脾足太阴之脉"连舌本，散舌下"。手足阳明经均夹口而行，手阳明大肠经"入下齿中"，足阳明胃经"入上齿中"。又因脾与胃互为表里，常互相影响，故三经常合而致病，好发部位常见舌中、舌下、牙龈及口唇。邪犯此三经的口疮常因实热上扰，所生口疮剧痛难忍。

④足厥阴肝经

《灵枢·经脉》云："肝足厥阴之脉……从目系下颊里，环唇内。"邪犯足厥阴肝经的口疮好发于两颊、口唇，且其病变常和月经相关，具有时间节律性。

⑤冲脉、任脉

冲脉和任脉络于口唇，《针灸甲乙经》就有"冲脉任脉者……其浮而外者……别而络口唇"的记载。其发病特点同肝经，常和月经相关，具有时间节律性。

（2）口疮的辨证治疗

笔者在治疗口疮时，常根据疾病部位的分布特点来辨别所属经脉，进而指导临床。由于口疮的发生往往是脏腑经络病变的外在反映，且部分经脉在口中各有所主，因此可以根据口疮发生的部位，确定其所属的经络脏腑，从而使临床用药更加准确，正如陈士铎在《洞天奥旨》中所说："部位既明，经络无错，自然用药得宜，无忧猛浪之误治也。"如口疮发于舌尖多属手少阴心经，发于舌下多属足太阴脾经，发于两颊及牙龈多属阳明经等。

由于一种药物往往主要对某一经或某几经起作用，处方中适时加入某些药物，可以加强处方对某些特定经脉、特定部位的治疗作用。根据口疮发生部位所属脏腑经络的不同选用不同的引经药物，常可使药力直达病所而取效。笔者在临床常用的引经药有：

足太阳经：羌活。手太阳经：黄柏、藁本。足阳明经：白芷、石膏、葛根。手阳明经：升麻、石膏、葛根。足少阳经：柴胡、青皮。手少阳经：柴胡、连翘、地骨皮、青皮、附子。手太阴经：桂枝、白芷。足太阴经：苍术、白芍。手厥阴经：牡丹皮、柴胡。足厥阴经：柴胡、吴茱萸、川芎。手少阴经：黄连、细辛。足少阴经：知母、细辛。临床应用中往往结合疾病的证候类型、药物归经及功效合理选择引经药，从而获得更好的疗效。

2. 带状疱疹

带状疱疹是由水痘－带状疱疹病毒引起的，以带状成簇性水疱大多沿神经单侧分布为特点的疼痛性皮肤病。中医学又称"蛇串疮""火带疮""缠腰火丹"等。西医治疗普遍使用抗病毒、营养神经类药物，笔者在治疗本病时以经络辨证为指导，针药合用，效果显著。

（1）分布规律

头面部的带状疱疹好发于三叉神经，当机体免疫力下降或受到外来病毒侵袭时，潜伏于三叉神经半月节的水痘－带状疱疹病毒被激活进而生长繁殖，导致三叉神经周围皮肤出现一系列症状。而中医学看来，头面部的带状疱疹多按足阳明胃经分布，主要侵犯足阳明胃经在面部的循行部位。笔者在临床上治疗头面部带状疱疹，在辨证的基础上多加用足阳明胃经的引经药，疗效确切。

胸肋部的带状疱疹最常见，约占带状疱疹的70%，多发于第一胸椎下方，前接胸骨，后连脊椎，最低可达腰椎，肋间神经分布在此，可波及第二及以上肋间神经分布区，多发于单侧，而腰部带状疱疹易侵犯腰骶神经。胸腹、腰部的带状疱疹多沿足少阳胆经、足厥阴肝经分布，"胆足少阳之脉……以下胸中，贯膈络肝属胆，循胁里……从缺盆下腋，循胸过季胁"。

股部、会阴部的带状疱疹多沿足太阴脾经分布，少数发于前后阴及大腿内侧，主要侵及坐骨神经、阴部神经等。"脾足太阴之脉……上膝股内前廉，入腹""胃足阳明之脉……起于胃口，下循腹里，下至气街中而合，以下髀关"。

上肢带状疱疹好发于上肢内侧部，侵犯臂丛神经相应的感觉神经节，多沿手少阴心经循行部位分布，"心手少阴之脉……下出腋下，下循臑内后廉……下肘内，循臂内后廉"。《外科正宗》认为该病病机为"心火妄动，三焦风热乘之，发于肌肤"。说明除肝经、胆经、胃经、脾经外，心经也容易受侵犯，表现为手臂尺侧成簇性水疱。

（2）辨经取穴

《针灸问对》载："病随经所在，穴随经而取，庶得随机心变之理。"分布于胆经与肝经的疱疹，多在胆经与肝经上取穴，如阳陵泉、足临泣、太冲等；分布于胃经的疱疹，多在胃经上取穴，如内庭、足三里等；分布于脾经的疱疹，多在脾经上取穴，如血海、三阴交、阴陵泉等，同时配合局部取穴。此外，大肠经取曲池、合谷等；三焦经取支沟、外关等。即循经远端取穴配合局部取穴。《针灸聚英》曰："盖足之三阳，从头走足，足之三阴，从足入腹，经所过处，皆能为痛。治之者，当审其何经所过分野，循其孔穴而刺之，审其寒热而药之。"

（3）辨证治疗

笔者在临床上将带状疱疹分为三个证型：肝经郁热证、脾经湿热证和瘀血阻络证。但不管哪个证型，都首选阿是穴。《黄帝内经》中提到"以痛为腧""腧穴所在，主治所在"，阿是穴能最直接反应病变皮损的位置，围刺阿是穴是对病变的最佳刺激。除此之外还有针刺夹脊穴，夹脊穴位于督脉和膀胱经之间，能沟通两脉。督脉为阳脉之海，膀胱经又是阳气最盛的经脉，针刺夹脊穴，能调节全身阳气及脏腑经络，使瘀滞得通，正气得复。

①肝经郁热证　病邪主要侵犯足少阳胆经和足厥阴肝经，疱疹主要分布于胸胁部和侧腰部。症见疱疹色鲜红，灼热刺痛，口苦，心烦易怒，舌红，脉弦数。支沟和后溪为吾师张怀亮的经验用穴，支沟属手少阳三焦经，而后溪为八脉交会

穴，两者能清泄三焦火热，活血止痛。同时，阳陵泉、太冲能清热疏肝利胆，带脉、期门等穴可舒筋活血、清热解毒。

②脾经湿热证　病邪主要侵犯足太阴脾经和足阳明胃经，疱疹主要分布于头面、腹部、股部及阴部。症见疱疹色淡红，起黄白水疱或渗水糜烂，身重腹胀，脘痞便溏，舌红，苔黄腻，脉濡数。脾主运化水湿，脾失健运，脾虚湿蕴，郁而化热，湿热相搏，蕴积肌肤，所以选取脾经上的相关穴位可健脾利湿。根据病变部位，头面部取合谷、曲池，合谷通经活络，宣散外邪，曲池宣泄邪热，通调肠腑。股部和阴部配以血海、三阴交、阴陵泉，腿外侧部配以足三里、阳陵泉。

③瘀血阻络证　见于后遗神经痛期，疱疹消失，色素沉着。症见原发病区疼痛，夜间尤甚，舌紫暗，苔薄白，脉弦细，多见于年老体弱者。治以活血化瘀、益气补血，可选取血海、三阴交。根据病情的轻重可采用不同的刺法来达到"通则不痛""荣则不痛"的目的。带状疱疹的针灸治疗方法众多，以局部治疗为主，有围刺、灸法、刺络、拔罐、火针、梅花针等，基本作用是疏通经络、扶正祛邪、调和阴阳。

3. 心悸

心悸指心中悸动不安，甚则不能自主的一种病证，常伴胸闷、气短、失眠、健忘、眩晕等症状。心悸的治疗无外乎治本及治标，治本不离补益气血阴阳，治标则不离豁痰、化饮、清火、行瘀。但在临床中若拘泥于此，则很难真正把握疾病病机，取得良好效果。笔者认为诊治心悸，当根据各脏腑之间的联系，不仅着眼于心，还应根据脏腑经络辨证进行综合分析，从更深层次把握病机。

（1）手少阴心经、手厥阴心包经与心悸

《灵枢·经脉》曰："心手少阴之脉，起于心中，出属心系……其直者，复从心系，却上肺。""手少阴之别，名曰通里……其实则支膈，虚则不能言。"手少阴心经与手厥阴心包经是与心系疾病直接相关的两条经脉，此二经病变多导致心悸之虚证，辨证要点为心悸，善惊易恐，坐卧不安，少寐多梦，乏力，舌苔淡白或薄白，脉动数或虚弦。笔者临床中常以安神定志丸合桂枝加龙骨牡蛎汤治疗。心悸的发生多与情志因素有关，肝主疏泄，可调畅情志，桂枝加龙骨牡蛎汤中桂枝有温肝阳、条达肝气之效，白芍养肝阴，二者合用正合肝"体阴用阳"的特点，加龙骨、牡蛎重镇安神。桂枝加龙骨牡蛎汤为吾师张怀亮治疗此类心悸的常用方，若合并血虚者加用归脾汤，阴虚者合用天王补心丹，血瘀者加用川芎、丹参、田三七等活血化瘀之品，合痰浊者加瓜蒌皮、半夏、竹茹等。

（2）手少阴肺经与心悸

《灵枢·经脉》曰："是主肺所生病者，咳上气，喘渴，烦心，胸满。"《素问·痹论》云："肺痹者，烦满喘而呕。"说明手太阴肺经病变不仅可出现咳嗽、喘息气促、气短等肺系疾病的症状，同时还可导致胸闷、烦躁等心系病的症状，笔者认为此经病变导致心悸的辨证要点为心悸，胸闷，气短，动则加重，上下气不相续接，咳吐白色清稀泡沫痰，舌淡红，苔薄白，脉沉细。张锡纯在《医学衷中参西录》中言："胸中大气，一名宗气，《内经》谓其积于胸中，以贯心脉，而行呼吸。盖心肺均在膈上，原在大气包举之内，是以心血之循环，肺气之呼吸，皆大气主之。"故此经病变导致心悸的基本病机为中气不足，以张锡纯之升陷汤为基础方治疗，以升提大气为要，处方中必加入人参、山茱萸以补宗气；大气下陷者，加红景天大补宗气；多汗者，合用桂枝加龙骨牡蛎汤敛汗；咳嗽证属寒饮伏肺者，合用苓桂术甘汤或苓甘五味姜辛汤温肺化饮；合血瘀者，加田三七、丹参、当归以活血养血。

（3）足太阴脾经与心悸

脾为后天之本，气血生化之源，可运化水谷精微参与宗气的生成，宗气可贯心脉而行呼吸。若脾气亏虚，气血生化乏源，宗气不足无以贯心脉，清阳下陷不能上营心络，则可出现心悸、胸痹等心系疾病。临床中若症见心悸不安，疲乏少气，形体羸弱，舌干萎或光红无苔，脉结代者，吾师张怀亮多施以炙甘草汤，其中炙甘草用量在 30g 以上，生地黄用量 60～120g，煎煮时加入米酒，方可起效。笔者在临床上见到心悸，疲乏气短，食少便溏，舌质淡红，或边有齿痕，苔薄白或白腻，脉沉细结代者，常用补中益气汤以资气血生化之源，此类心悸患者多有便溏，补中益气汤中当归有润肠通便之效，故多去之不用。血瘀者，加丹参、田三七等活血化瘀之品；腹泻者加葛根、赤石脂、石榴皮；食欲不振者，加莲子、芡实以健脾开胃；肝郁不舒者加柴胡、香附、白芍等疏肝柔肝；脾阳不运者，可合用理中汤。

（4）足少阳胆经与心悸

《灵枢·邪气脏腑病形》曰："胆病者，善太息，口苦，呕宿汁，心下澹澹，恐人将捕之，嗌中吩吩然，数唾。"《灵枢·四时气》言："善呕，呕有苦，长太息，心中澹澹，恐人将捕之，邪在胆。"说明足少阳胆经与心悸的发生密切相关。笔者认为此经病变导致的心悸多为实证，临床中多见心悸，口干口苦，情志抑郁，善太息或性格急躁，失眠，舌质淡红，苔黄腻，或见舌下脉络迂曲，脉沉弦或弦细。吾师张怀亮提出"从胆治心"的治法，自拟宣达饮（柴胡、黄芩、半夏、陈皮、茯苓、枳实、竹茹、石菖蒲、炙甘草）治疗，收效良好。笔者在临床上若见到兼痰阻者，加瓜蒌、薤白、郁金以化痰；血瘀者加丹参、三七、川芎等活血之品；失眠者加酸枣仁、夏枯草、半夏以交通阴阳，加龙骨、牡蛎以重镇安神。

（5）足少阴肾经与心悸

心悸为老年人常见疾患，其基本病机为肾精亏虚。足少阴肾经与心系疾病关系密切，《灵枢·经脉》曰："肾足少阴之脉，是动则病……心如悬，若饥状，气不足则善恐，心惕惕如人将捕之。"可知若足少阴肾经脉气厥逆，即可出现心中怦怦大动，心似悬而不安的症状。笔者认为肾为阴中之至阴，易被寒邪侵袭，下焦阴寒之邪顺经而传，客于心脉，心气被寒邪所遏，心失所养，则发为心悸。临床中老年心悸患者除表现为心中悸动不安外，还常伴有畏冷、神疲乏力等症状，应从肾治心，其关键在于温通肾经、督脉之气，右归饮于阴中求阳，温中有补，为治疗老年人心系疾病的基础方。畏冷者，加入干姜、细辛、鹿角霜等温阳之品，还可佐入桂枝温通经脉；血瘀者加山楂、丹参、三七、水蛭等活血化瘀之品；大便干者，加肉苁蓉、火麻仁、当归、锁阳等以润肠通便；

兼见四肢不温者，合当归四逆汤以温经散寒、养血通脉。

（6）足阳明胃经、手阳明大肠经与心悸

《灵枢·脉经》曰："手阳明之别，名曰偏历……实则龋聋，虚则齿寒痹隔"。说明手阳明大肠经病变可出现胸膈胀满、闭塞不畅的症状。胃和大肠同属六腑，主受纳和传化水谷，六腑以降为顺，以通为用，实而不能满；足阳明之别，上贯膈，注心中。若肠腑不通，浊气上攻，顺足阳明胃经而传阻滞心脉，则可见心中悸动不安、胸闷。临床中很多心悸患者伴有大便干结之症，"小大不利治其标"，故治疗此类心悸当以通腑泄浊为先。笔者以济川煎为基础方，用升麻5～6g，取其升提之效，当归、牛膝、肉苁蓉各15～20g，枳实易枳壳下气宽胸，方中泽泻性寒，易伤阳气，有泄热之效，此类心悸患者多有阳虚，故去之不用。老年人多见阴阳两虚，常合用增液汤，并加桂枝温通心阳；热秘者合用麻子仁丸；冷秘者合用大黄附子汤；气滞者加用木香、槟榔、沉香等行气之品；气虚者加人参、黄芪补气健脾，资气血生化之源；血虚者加当归、生地黄滋阴养血；若大便质干如羊屎，加火麻仁、锁阳。

【典型病例】

患者某，男，74岁。舌下反复糜烂疼痛两年余，于2018年5月10日来诊。就诊时症见舌下糜烂疼痛已两月余，常自觉舌体有烧灼感和麻木感，言语不清，精神不振，四肢无力，偶有头晕头重，纳呆，食后易腹胀，夜寐欠安，易早醒，醒后入睡困难；偶有大便稀溏，常于受寒或进食生冷食物后诱发，舌下充血糜烂，糜烂面有白色假膜覆盖，舌淡胖，边缘有齿痕，苔白腻，脉濡。西医诊断：口腔溃疡；中医诊断：口疮病（脾虚失养证）。治以培补中气、健脾化湿，方选补中益气汤加减。处方：黄芪 20g，党参 15g，白术 10g，陈皮 10g，柴胡 6g，升麻 6g，茯苓 15g，酸枣仁 15g，夜交藤 15g，薏苡仁 20g，生甘草 6g。7 剂，水煎，日 1 剂，早晚温服。二诊，2018 年 5 月 17 日：服药 7 剂后患者诉舌下疼痛基本消失，睡眠较前明显改善，仍觉舌体有麻木感，偶有头晕头重，纳可，二便调，舌下糜烂消失，舌淡胖，边缘齿痕，苔白腻，脉濡。前方加天麻 15g，继服 7 剂巩固治疗。3 个月后电话随访，患者自诉舌下糜烂未复发。

按：在此病案中，患者糜烂疼痛的部位位于舌下，兼见舌体烧灼麻木、精神不振、四肢无力、食后易腹胀、偶有大便稀溏等症状。依据脾足太阴之脉"连舌本，散舌下"的循行特点及"是动则病，舌本强……腹胀善噫……身体皆重"的经络病表现，可确定病位在脾。再结合患者年老、病程较长的特点及舌淡胖、边有齿痕、脉濡的舌脉表现，可知患者病性属虚。综合考虑，其病机当为患者年老病久，脾虚气弱，足太阴脾经失于濡养而见舌下糜烂疼痛、舌体烧灼麻木、言语不清；脾主升清，升清无力而清窍失养，清窍失养则头晕头重；脾主四肢，脾气不足则四肢无力；脾主运化，运化无力则湿气内生，故见腹胀、便溏。处方以补中益气汤加茯苓、酸枣仁、夜交藤、薏苡仁而成；方选补中益气汤补脾益气以养其形，加茯苓、薏苡仁祛湿以助健脾之功，加酸枣仁、夜交藤以养心安神。诸药相合，共奏培补中气、健脾化湿之功，故 7 剂而愈，收效甚佳。二诊患者口疮基本痊愈，仍觉舌体有麻木感，偶有头晕头重。故于原方加天麻搜风养肝，继续巩固疗效。本病案中，依据经络辨证准确找到病位，分析病机，选方用药得当，故见效快，疗效佳。

（徐进）

第七节　跟师学习运用时间医学辨证的体会

时间医学，又称时间生物医学，主要研究时间节律变化对人体生理活动的影响及时间节律变化与疾病发生、发展、预防和治疗的关系。吾师张怀亮认为，人生于天地之间，秉受天地之气，"天人合一"一直是中医学的精髓，"天时"与人的生理病理有着密切的联系，通过对时间医学的把握，可以拓宽我们对一些疑难杂症的认识，提供更为丰富的诊疗思路。

1. 机体的生理变化与时间的关系

（1）十二时辰与五脏的关系

《素问·太阴阳明论》云："帝曰：脾不主时何也？岐伯曰：脾者土也，治中央，常以四时长四脏，各十八日寄治，不得独主于时也。"在脾"不得独主于时"的基础上，后世逐渐形成了十二时辰与脏腑配属的认识，即寅卯与肝胆木气相配，巳午与心小肠火气相配，申酉与肺大肠金气相配，亥子与肾膀胱水气相配，辰、戌、丑、未四时与脾胃土气相配。

前四个时段分别主两个时辰，第五个时段主四个时辰。这种分类方法目前在临床上广泛使用。

（2）十二时辰与十二经脉的关系

天有十二月，地有十二水，日有十二时，天人相应，人之十二经与十二时辰有着密切的关系，《灵枢》中的"经脉"和"营气"等篇章记载了十二经脉流注交接次序，即从肺经始依次为大肠经、胃经、脾经、心经、小肠经、膀胱经、肾经、心包经、三焦经、胆经、肝经，复从肝经注入肺经，周而复始，如环无端，日夜运行五十周。

2. 疾病的病理变化与时间的关系

张怀亮指出，疾病的发生发展有一定的时间规律，熟悉这种规律就能够掌握疾病的变化情况。

（1）五脏疾病随四时季节的变化

人体脏腑的生理功能与时令之气的盛衰变化相通应，所以人体脏腑的病理变化也不可避免会受到外界时令之气盛衰的影响。《素问·脏气法时论》对五脏疾病的变化规律进行了总结，曰："病在肝，愈于夏，夏不愈，甚于秋；秋不死，持于冬，起于春，禁当风……病在肾，愈在春，春不愈，甚于长夏，长夏不死，持于秋，起于冬，禁犯焠烯热食，温灸衣。"论述了五脏病愈、甚、持、起的时间与禁忌，临床可以依据五脏病不同阶段对应的不同时间择时治疗，以达到最佳疗效。

（2）五脏疾病随昼夜时间的变化

五脏的生理功能受昼夜时间的影响发生相应的变

化，同样，五脏的病理变化也会随着昼夜时间的变化发生相应的改变。《灵枢·顺气一日分为四时》将其归纳为"慧""安""加""甚"四种状态，其规律为"夫百病者，多以旦慧、昼安、夕加、夜甚……朝则人气始生，病气衰，故旦慧；日中人气长，长胜邪气，故安；夕则人气始衰，邪气始生，故加；夜半人气入脏，邪气独居于身，故甚也"。以上说明了疾病在一天中变化的一般规律。《素问·金匮真言论》云："东风生于春，病在肝。"而"朝则为春"，故肝胆病清晨会见明显变化，可能如前文所述出现"平旦慧"，但也有可能在清晨加重。如肝胆疏泄不利导致的五更泄，就是脾肾阳虚的证候，之所以五更腹泻，盖因脾肾本虚，固摄无力，值寅时肝胆气旺，木来克土，诱发该病，同时又可佐证脾病"日出甚"的论述。其他四脏亦可出现在相应时辰病情加重的情况，正所谓"脏独主其病者，是必以脏气之所不胜时者甚，以其所胜时者起也"。

3. 时间医学与疾病诊断

（1）审时求因

张怀亮指出，审时求因是根据时间节律变化，寻求导致疾病发生的原因。六淫致病多具有明显的时间节律，如春季多风邪为病，夏季多暑热为病，秋季多燥邪为病，冬季多寒邪为病。七情内伤五脏，也具有一定的时间节律。推断七情内伤五脏的方法，是以时间节律结合五脏生克规律进行的，本季本脏出现所生之志，则多形成该脏虚证，为子盗母气；出现生我之志，则多形成本脏不足之证，为母病及子。这种以致病因素的时间节律性变化为依据探求病因的思路，是中医诊断学的重要组成部分。

（2）审时定性

审时定性，就是根据时间因素来辨别病证的阴阳、虚实等属性。张怀亮指出，以阴阳属性而言，大凡春夏患病为阳邪，秋冬患病为阴邪，白昼发作或加重之疾为病在阳分，夜晚发作或加重之疾为病在阴分。以虚实属性言，月缺之时出现症状或病情加重者，属气血不足，经络空虚；月满之时出现症状或病情加重者，为气血盈实，经络壅遏。《素问·八正神明论》云："月始生，则血气始精，卫气始行；月郭满，则血气实，肌肉坚；月郭空，则肌肉减，经络虚，卫气去，形独居，是以因天时而调血气也。"这种人体气血随月相的周期变化规律而产生的盛衰、虚实变化，决定了病证的性质。

（3）审时明位

审时明位，是指要根据时间节律，对病证进行分析，以推断其所在脏腑、气血的不同部位。人体气血在经络中按次序循行流注，在《灵枢·营气》中已有论述。这种气血在十二经脉中的流注节律，影响着疾病的发生和发展，从而可以根据气血因时流注脏腑（经络）的特点，确定何脏腑、经络发病。如子时乃胆经流注，故子时发病，邪在胆。此外，张怀亮指出，大凡上午及日中病者，多属心肝脾之患，午后及夜间病者，多为肺肾之病；鼓胀朝宽暮急者，为血虚，暮宽朝急者，为气虚；痛证日轻夜重者，为瘀血，日重夜轻者，为气滞。

（4）审时度势

审时度势，是指根据时间变化，来推断病情的预后及转归。病情的变化在一日之内有明显的节律性，《灵枢·顺气一日分为四时》云："夫百病者，多以旦慧昼安，夕加夜甚。"张怀亮指出，很多疾病确实有这种变化规律，特别是久病气血虚损之人，表现更为典型。疾病的这种发展趋势，是以昼夜阴阳消长节律为基础的，"朝则人气始生，病气衰，故旦慧；日中人气长，长则胜邪，故安；夕则人气衰，邪气始生，故加；夜半人气入藏，邪气独居于身，故甚也"。关于疾病的预测，《素问·脏气法时论》按五脏配五时（五脏主时节律）的生克规律进行，曰："夫邪气之客于身也，以胜相加，至其所生而愈，至其所不胜而甚，至于所生而持，自得其位而起。"即五脏疾病，至其被克之时日，预后不佳；至其当位或所生之时日，预后较好。如"病在肝，愈于夏，夏不愈，甚于秋，秋不死，持于冬，起于春""肝病者，平旦慧，下晡甚，夜半静"，余此类推。当然，张怀亮强调运用四时五行生克规律预测疾病转归，决不能生搬硬套，而应结合患者脉症全面分析。故《黄帝内经》强调"必先定五脏之脉，乃可言间甚之时，死生之期也"。

4. 辨时间节律，提高疗效

张怀亮认为，人体疾病尽管复杂，但从是否具有时间周期性这方面来衡量，可分为时间性疾病和非时间性疾病。时间性疾病的产生，多由生物节律失调所导致，其治疗应以调整节律为原则。对于有明显活动周期的时间性疾病的诊治，最重要的是要确定生物节律，正确应用生物节律，才能提高疗效。

五更泄是一种典型的时间性疾病，腹泻以每日五更时发作为特点。历代医家多认为该病病机为肾阳虚，甚至以"肾泄"命名。如张景岳云："肾泄证即前所谓真阳不足证也。每于五更之初，或天将明时，即洞泄数次。有经月连年弗止者，或暂愈而复作者，或有痛者，或有不痛者，其故何也？盖肾为胃关，开窍于二阴，所以二便之开闭皆肾脏之所主，今阳气不足则命门大衰，而阴寒独盛，故于子丑五更之后，当阳气未复，阴气盛极之时，即令人洞泄不止也。"即以昼夜阴阳消长节律和五脏主时节律来辨证五更泄，后世医家多宗此说而以四神丸治之。而吾以温肾壮阳祛寒之四神丸在临床应用，确是半数有效，半数无效。考虑无效之因，乃囿于肾阳虚古训而不敢越雷池一步，缺乏辨证。张怀亮指出，五更泄多发于"五更"时分，五更乃寅卯之时，根据经脉气血流注节律，寅时为肺所主，卯时为大肠所司，肺与大肠相表里，故五更时大肠经气旺盛，大肠乃传导之官，如为邪恶秽浊所阻，则气血运行不畅。邪正相争，驱邪外出，从而出现泄泻，泻后气血得通，故泻后得安。张怀亮曾治一位70岁老妪，患五更泄数载，先以四神丸加减化裁而不效，后察患者虽五更泄，但并无形寒肢冷，面色㿠白，气短乏力，舌淡苔白，脉沉弱等表现，遂以经脉气血流注节律定位，投以血府逐瘀汤加白术、白芍、防风，5剂而愈。可见，五更泄一病，既有阴阳消长节律的失调，亦有气血流注节律的紊乱，治疗时只有辨证准确，同病异治，才能取得好的效果。对时间性病证的诊治，正确应用生物节律是十分重要的。

5. 以昼夜节律施治用药

人体阴阳气血的消长盛衰常呈现某些昼夜变化，疾病的发展变化也会因时间不同而有差异。所以，张怀亮根据昼夜节律选方用药，积累了丰富经验。

（1）清晨或午前用药

①解表药

解表药是采用发汗等方法来解除在表之邪的药物。清晨（午前）阳气初生，气血趋向于外，散布四肢肌肉，可借助阳气升浮外达的特点，加强药物透邪之力。故李东垣认为"午前为阳之分，当发汗；午后为阴之分，不当发汗"。王好古也提出"午前用汗法祛除在表之邪"。

②补阳药、散寒药

张怀亮认为，午前阳气渐生而盛，阴气渐衰，补阳药治阳虚病证，散寒药治寒邪阴盛之证，均属温热之品。可乘阳气升发之势而温阳，顺其阴渐衰之势而使其衰减，故益肾壮阳的金匮肾气丸及升阳益胃汤等方药多在清晨、上午服用。《奇效良方》所载71首壮阳补肾方中，注明平旦（清晨）服用者达56首，充分说明了补阳药宜在清晨服用的重要性。

③催吐药

《黄帝内经》提到"日未出时吐之"。清晨是人体气机上升之时，借助此时以增药力，朱丹溪有"凡吐药宜升提其气"之说，如刘河间用独圣散涌吐风痰，提出"吐时辰巳午前，宜早不宜夜"。

④益气药

张怀亮指出，午前因阳气渐生而盛，此时用药能生发阳气。如李东垣治疗脾虚气弱、清气下陷诸疾所创立的补中益气汤、参术调中汤等益气升阳方，都强调在午前服药。薛己在《校注妇人良方》中亦认为补中健脾之补中益气汤、益气之六君子汤等方剂应在清晨或上午服用。

⑤利湿药

清晨人体阳气渐生而旺，水湿之邪侵袭人体多留于阳分、气分，清晨服用利湿药可借助阳气渐旺之势，以增药物温行水湿之力。如《证治准绳》所载之鸡鸣散，是通阳化湿治寒湿脚气之名方，择五更鸡鸣时服药而命名，取其借阳气以增药力的作用。再如龚廷贤用沉香快脾丸通阳行水，提出"消头面水肿，五更初用葱白酒送下；消中隔胸腹肿，五更初用陈皮汤送下；消脐以下脚肿，五更初用桑白皮汤送下"。

（2）午后或夜晚用药

①泻下药

午后及入夜时，阳气开始内藏，阴气隆盛，气血趋于里，输布于内脏组织，此时用药可乘势入里，治疗病邪在里的疾患。如王好古要求午后宜用下法，张子和对攻下药要求临卧时服等，李东垣亦认为"泻下药及当日巳午之后，为阴之分时下之"。

②滋阴药、潜阳药

张怀亮认为，午后入夜时阴气渐生而盛，阳气渐衰，故用滋阴药治阴虚者，可乘其阴气渐盛之势而滋阴；用潜阳药治阳亢者，可乘阳衰阴盛之际而平抑，说明滋阴潜阳类药物可以借阴气发挥作用。薛立斋用六味地黄丸滋阴时认为宜入夜时服用，李东垣用当归六黄汤治阴虚盗汗时主张夜睡时服，叶天士用平抑肝阳药治肝阳上亢时主张暮时服。

③治疗肝胆病的药物

张怀亮认为人卧血归于肝，卧时服药，可乘肝中血流量增多，肝胆经脉气血流注旺盛之时，使肝脏血药浓度增加而有利于药物作用的发挥，故而治疗肝胆系统疾病的药物宜于夜卧时服用。

6. 弟子心悟

人禀天地之气生，四时之法成，人体气血的循环，必然受大自然的影响，周而复始，有规律的变化。因此，根据天人相应的阴阳进退规律，按时间节律治疗疾病，调整阴阳气血的偏盛偏衰。阴阳各经气血犹如海水涨潮退潮，有固定的时间，潮水能够定时涨退，主要是由于日月的吸引力，人体的气血和各组织亦受日月引力的影响，产生各种不同的变化，正如《灵枢·岁露论》所说："人与天地相参也，与日月相应也。故月满则海水西盛，人血气积，肌肉充，皮肤致……至其月郭空，则海水东盛，人气血虚，其卫气去，形独居。"《素问·八正神明论》指出"法天则地，合以天光""凡刺之法，必候日月星辰四时八正之气，气定乃刺之。是故天温日明，则人血淖液，而卫气浮，故血易泻，气易行；天寒日阴，则人血凝泣，而卫气沉"。把血气和日月的关系直接联系起来，认为日光有阴晴寒暖的不同，遂使气血有浮沉聚散之变异，月有空满盈亏的现象，亦使气血有虚实增减的感应。因此，季节、时令及十二时辰与疾病的治疗有着密切的关系，这就是时间医学辨证的理论基础。

【典型病例】

孙某，男，41岁。2019年2月25日初诊。主诉：睡眠不佳两年。症见夜间眠浅易醒（睡眠两小时左右即醒），醒后再次入睡困难，平素偶小腹窜痛，易生口疮，纳可，大便干，1～2天1次，小便正常，舌暗胖，苔薄白，脉沉细。患者于肝经当令之时睡眠出现问题，兼见小腹痛为肝经有寒之象，易生口疮则为上焦有虚热。此寒热错杂、气血阴阳失调而为病。治疗当寒热并用、调和气血。处方：桂枝12g，砂仁12g，制附子15g，干姜15g，细辛15g，炙甘草15g，黄连6g，黄柏9g，乌梅20g，生龙骨30g（先煎），生牡蛎30g（先煎），夜交藤45g。7剂，日1剂，水煎服，分早晚两次温服。3月4日二诊：患者夜间仍易醒，醒后可再次入睡，大便略干，每日1行。守前方加清半夏30g，生姜15g，红参10g（另煎），火麻仁20g。7剂，水煎服。3月11日三诊：睡眠好转，每日可连续睡4～5小时。前方去砂仁、制附子、乌梅、细辛。7剂，水煎服。服药后诸症缓解。

按：张怀亮对于中医时间医学理论进行了批判地继承，他认为由于历史和科学的局限性，"天人相应"理论仅仅是粗略地反映人与外界自然环境的关系，目前尚未发展到完善阶段，要推进中医现代化，必须从不同角度按照中医学的基本理论进行研究，探索和阐明中医理论的科学道理。

该患者睡眠不佳，多在丑时（即凌晨两时）肝经当令之时醒，醒后难再入睡，兼见小腹痛、易生口疮等上热下寒、寒热错杂的表现，首次用药以被誉为"平治厥阴之主方"的乌梅丸来平调寒热、清上温下，并佐以潜镇安神之品以调节睡眠，后因患者大便干，腑气不通，给予火麻仁以通便，给邪以出路。方中附子、细辛超常规用量，使用时注意配伍甘草、干姜；同时在煎药时注意武火煮开后去药液之浮沫，后文火久煎 1 小时以缓解药物毒性。

（徐进）